Manuels de diététique naturelle Bircher-Benner

Manuel pour les malades souffrant de rhumatisme et d'arthrite

De vraies voies vers la guérison sans analgésiques

Sur la nature des maladies rhumatismales
Recherches modernes sur la rhumatologie
Guérison par la thérapie régulatrice
Traitements du rhumatisme par des médicaments
et par d'autres moyens thérapeutiques
Régime diététique thérapeutique
Recettes et menus

Dr méd. Andres Bircher
Traduit de l'allemand par Pia Dubey

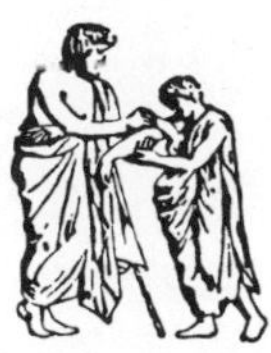

EDITIONS BIRCHER-BENNER
CH – 1342 LE PONT

Traduits en français et parus aux Editions Victor Attinger SA, Neuchâtel

1 Maladies du foie et de la vésicule biliaire
2 Maladies de l'estomac et de l'intestin
3 Artériosclérose – circulation – hypertension
4 Joies de la table sans sel de cuisine
5 Santé-sveltesse – Régime d'amaigrissement
6 Jus de fruits – crudités
7 Maladies du cœur
8 Rhumatisme et arthrite
9 Maladies des reins et de la vessie
10 Maladies de la peau
11 Maladies des veines
12 Maladies de la vieillesse chez l'homme (prostate)
13 Pour les diabétiques
14 Maux de tête et migraines
15 Principes généraux de l'alimentation

Les résultats de nombreuses années de recherches effectuées sur le plan mondial ainsi que l'évolution dans le domaine médical et l'expérience enrichissante acquise dans le cadre de la clinique Bircher-Benner pendant plus d'un siècle figurent dans ces manuels de diététique. Le lecteur peut suivre pas à pas les gestes bénéfiques du médecin expérimenté.
L'édition originale de cet ouvrage a été publiée en langue allemande sous le titre

FÜR RHEUMA- UND ARTHRITISKRANKE

22ème édition 2002
Tous droits réservés, y compris le droit de traduction en langues étrangères. Aucune représentation ou reproduction intégrale ou partielle ne doit être faite, par quelque procédé que ce soit (photocopies, microfilms, langage informatique, etc.) sans le consentement écrit de l'éditeur.

Alle Rechte, auch die des auszugsweisen Nachdrucks, der photomechanischen Wiedergabe und der Übersetzung vorbehalten.

© Copyright by Editions Bircher-Benner, CH – 1342 Le Pont
Printed in Germany

Gesamtherstellung: Gulde-Druck GmbH, Tübingen

Table des matières

Avant-propos concernant la 22ème édition

Ce manuel repose d'une part sur le fruit d'une longue expérience avec des patients ayant trouvé la voie de la guérison par la thérapie régulatrice du Dr Bircher-Benner. D'autre part, les anciennes éditions ont été complétées par de nombreuses indications précieuses provenant de la recherche fondamentale et par des résultats cliniques issus de la recherche dans le domaine de la rhumatologie. La partie consacrée au régime alimentaire a également été remaniée tout en respectant l'excellente qualité de l'art culinaire de Bircher-Benner. Ce manuel procure au patient ainsi qu'à son entourage les connaissances indispensables et les conseils pratiques absolument nécessaires qui permettent, grâce à l'expérience acquise, de freiner le processus de la maladie et d'ouvrir progressivement le chemin vers la guérison.

Cet ouvrage peut également être d'une aide très précieuse pour le médecin généraliste lorsqu'il s'agira d'aider son patient à changer d'hygiène de vie en adoptant la thérapie régulatrice.

Depuis le Docteur Max Oscar Bircher-Benner, c'est-à-dire depuis environ cent ans, la thérapie régulatrice utilisée dans le traitement des maladies rhumatismales et les résultats des effets thérapeutiques observés ont été minutieusement étudiés dans le cadre de la Clinique Bircher-Benner-même et dans les cabinets médicaux privés. Au cours de ces nombreuses années, les milliers de patients qui ont retrouvé le chemin vers la guérison en dépit d'une situation désespérée sont pour nous nos plus grands maîtres. Dans le seul but de guérir et avec une volonté de fer, ces patients ont suivi avec succès les fondements de la thérapie régulatrice et ont ainsi contribué aux vastes connaissances dont nous disposons et qui, de nos jours, se confirment aussi pas à pas dans les recherches entreprises dans le domaine de la médecine générale.

Dans cette réorganisation du mode de vie, l'alimentation prend une place primordiale. Elle entraîne une régénération des grands systèmes de régulation, ouvre la voie vers le monde extérieur et vers soi-même et permet ainsi aux vertus thérapeutiques de notre organisme, de notre corps et de notre âme de se déployer. Je cite simplement un passage d'un ouvrage de Bircher-Benner «L'évolution du nouveau médecin»: «Les merveilles de l'âme restent fermées à ceux qui méprisent constamment les principes fondamentaux de nutrition. De l'alimentation dépendent la force et la profondeur des événements intérieurs – *ceci est sa véritable signification.* Se soucier de son corps et de son alimentation n'a pas de sens à moins qu'il en résulte un nouveau déploiement, un réveil des forces intérieures.»

Dr méd. Andres A. Bircher

Introduction

Que signifie rhumatisme?
L'inflammation chronique et rhumatismale des articulations et du tissu conjonctif n'est en soi pas une maladie dramatique ou voire même mortelle. Pourtant, elle engendre beaucoup plus de souffrances pour les personnes que bien d'autres maladies à risques et est, très souvent, une expérience longue et pénible pour les malades et leur entourage.

Pour les gens bien portants, il est difficile de comprendre les souffrances endurées dans toute leur ampleur par les personnes atteintes de cette maladie. Même si ces personnes ont fait preuve de beaucoup de courage durant leur vie, cette attitude exemplaire ne leur sera pas d'une grande aide face à la souffrance. Quand la maladie se déclare, ils sont tourmentés par de violentes douleurs et restreints dans leurs mouvements. Ils sont incapables de travailler et de vaquer à leurs besoins quotidiens, et cette situation se présente souvent au tournant de leur vie. Au lieu de récolter les fruits d'une longue activité consacrée à la vie professionnelle, à l'éducation des enfants et aux tâches familiales, ces hommes et femmes doivent renoncer aux plaisirs d'une retraite bien méritée. Ils se déplacent péniblement au moyen d'une canne, en chaise roulante ou se retrouvent même cloués au fond d'un lit marqués par de profondes et incessantes douleurs. «Ne plus être soi-même et dépendre continuellement des autres et ne plus servir à rien», voilà ce qu'a exprimé un jour un patient.

Pendant très longtemps, la recherche médicale a négligé cette maladie et s'est limitée à des médicaments plus ou moins semblables qui n'ont apporté qu'un soulagement passager sans vraiment guérir. On fonda de grands espoirs en 1876 dans la découverte de **l'acide salicylique,** extraite du saule blanc. Par la suite, une multitude de médicaments synthétiques contre le rhumatisme, aux effets dans le fond identiques, firent leur apparition sur le marché. Pourtant, on revient aujourd'hui de préférence à l'acide salicylique pour traiter les affections rhumatismales grâce à ses effets secondaires minimes. Une utilisation inconsidérée n'est cependant pas sans danger et peut provoquer des lésions, telles que des saignements d'estomac, des ulcères d'estomac ainsi que de l'anémie. De plus, l'effet s'amoindrit lors d'un usage prolongé. Le danger est particulièrement grand en cas d'inflammations non apparentes ou d'ulcères du tube digestif et chez les enfants, pour qui la prise d'acide salicylique en dose prolongée, même infime, peut mettre en péril leur vie et provoquer un empoisonnement accompagné d'un dysfonctionnement respiratoire. Il existe aussi des éléments qui permettent de dire que l'utilisation de ce médicament endommage avec le temps les centres de régulation de notre corps ainsi que le tissu conjonctif lâche et, de ce fait, amenuise les chances de guérison. Tous ces produits antirhumatismaux appelés non stéroïdes freinent l'action de l'enzyme synthétase de prostaglandine. La prostaglandine, substance hormonale découverte dans la prostate, mais présente dans tout l'organisme, exerce des effets essentiels sur notre système de défense contre les infections et les tumeurs. Une thérapie prolongée avec la plupart des remèdes antirhumatismaux, car ils sont à classer presque tous dans cette catégorie de médicaments, entraîne un blocage continu du processus vital de défense contre les infections et les tumeurs, comme par exemple la capacité de s'enflammer comme moyen de défense. Les prostaglandines (E/F 2α) jouent le rôle de médiateur dans les processus d'inflammation. Ces hormones ont la capacité, avec l'aide des leucotriènes, de l'histamine et d'autres substances, de produire une inflammation pour lutter contre les intrus et les tumeurs naissantes. En outre, elles stabilisent les membranes des plaquettes sanguines et, par là, la coagulation sanguine. Elles influencent l'élaboration de la parathormone sécrétée par la parathyroïde, favorisent la production et le flux de la vésicule biliaire et ont la capacité de développer de la fièvre. Si nous réprimons sans cesse l'inflammation rhumatismale sans vraiment obtenir une véritable guérison, nous affaiblissons d'importants processus physiologiques et particulièrement notre propre système immunitaire.

En 1949, on découvrit le **traitement hormonal** de l'arthrite par la **cortisone** et l'**ACTH**. En matière de lutte contre le rhumatisme, des succès phénoménaux après seulement quelques injections hormonales ont été observés et enregistrés sur film à la clinique MAYO aux Etats-Unis. Une nouvelle vague d'espoir déferla alors sur le monde médical. Sur le traitement appliqué jusqu'alors contre le rhumatisme, on écrivait à l'époque que son plus grand mérite consistait à donner au patient l'illusion que l'on s'occupait de lui. Mais que dès à présent, une nouvelle ère se dessinait à l'horizon ouvrant la voie vers une véritable guérison de l'arthrite, car l'on croyait avoir trouvé le remède miracle pour soigner le rhumatisme. Malheureusement, on dut bientôt déchanter car l'on constata que l'effet escompté de l'hormone du cortex surrénal n'était possible que sur une durée éphémère, comme cela est le cas pour les médicaments antirhumatismaux non stéroïdes, et son application se trouva rapidement limitée à cause des effets secondaires importants. Son plus grand inconvénient est d'entraver la production naturelle d'hormones et la régulation de l'hypophyse, des surrénales, de la thyroïde ainsi que des cellules responsables à l'élaboration de l'insuline et ceci même dans des quantités dosées avec une extrême prudence.

La rhumatologie clinique et pharmacologique revint à son stade initial, quelque peu résignée. On se limita en grande partie à soulager les douleurs en prescrivant des bains et des cures thérapeutiques. Mais une chose est claire, nous ne pouvons pas guérir des maladies chroniques en réprimant les symptômes. Dans ce but, tout le corps médical est appelé à reconnaître et à rechercher les vraies causes de la maladie. C'est alors seulement que des perspectives de guérison véritable pourront être trouvées et envisagées.

Ce message eut dès lors un impact considérable dans la recherche médicale de ces dernières années. On comprit enfin sa signification. Malgré les incertitudes en ce qui concerne les causes des inflammations articulaires chroniques, les chercheurs sont certains aujourd'hui qu'une dégénérescence du tissu conjonctif lâche est à l'origine des souffrances.

L'origine du rhumatisme est une affection du tissu conjonctif lâche (le mésenchyme)

Ce tissu très fin sécrète une substance qui est d'une importance capitale dans tous les processus de notre organisme. Cette **substance fondamentale du tissu conjonctif lâche** a été découverte par le biologiste moléculaire Pischinger à Vienne en 1990. Tous les processus physiologiques de l'organisme sont régulés par cette substance fondamentale.

Attardons-nous un instant sur les considérations du point de vue anatomique et biochimique de Pischinger, afin de pouvoir mieux comprendre la disposition et la signification de cette substance fondamentale en tant que système de régulation extracellulaire d'une étendue imposante. Le tissu conjonctif de caractère lâche est particulièrement riche en substance fondamentale et donc particulièrement réactif. Le tissu conjonctif embryonnaire qui intercède dans le développement embryonnaire précoce et la différenciation de la forme humaine est appelé le mésenchyme.

On croyait dans le passé que ce tissu mésenchymateux se transformait dès que l'embryon avait atteint sa complète maturité en un tissu conjonctif de caractère rigide.

Aujourd'hui, nous savons que cela n'est pas le cas. Le tissu mésenchymateux extrêmement fin, riche en substance fondamentale, reste intact durant toute la vie. Il est dispersé dans tout le corps et présente un schéma de répartition typique: il s'insinue entre tous les vaisseaux sanguins, y compris les capillaires et forme ainsi la fibre réticulée où sont produits les globules rouges et blancs. Il se trouve notamment sous l'épiderme, dans les muqueuses du tube digestif et de l'appareil respiratoire. Il est situé dans la rate, dans le tissu lymphatique, dans le tissu adipeux, dans les muqueuses de l'utérus et des ovaires, dans les testicules ainsi que dans les parties sensibles de la dentition et partout dans le cerveau et la moelle épinière.

Nos fibres nerveuses, musculaires et tendineuses sont enrobées par ce tissu conjonctif de caractère lâche. Les languettes de toutes nos glanes, les glandes génitales, les glandes hormonales et les glandes salivaires ainsi que les glandes mammaires, la prostate et les glandes lacrymales, etc. sont entourées par le tissu conjonctif lâche. La couche avoisinant les gros vaisseaux, l'aorte et les veines, ainsi que la couche entourant les vaisseaux sanguins de la plèvre, du péritoine, du péricarde et de la membrane extérieure du cœur sont également constituées de ce tissu conjonctif lâche. On trouve également le mésenchyme dans les méninges qui sont situées directement sur la substance grise de l'écorce cérébrale contenant les cellules nerveuses. La synoviale, membrane séreuse qui tapisse l'intérieur de la capsule des articulations, est composée en grande partie de ce tissu conjonctif lâche. On le trouve également dans le périoste, membrane très sensible gainant tous les os, qui permet leur croissance et joue un rôle essentiel dans la consolidation des fractures.

Les organes sont enveloppés par des capsules conjonctives servant de soutien à ceux-ci. Nous trouvons partout dans notre corps des transitions du tissu conjonctif lâche à des structures conjonctives plus denses où le tissu régulateur de caractère lâche et extrêmement délicat constitue, soutient et régénère ces structures, telles que sur les tendons, les plaques tendineuses, les ligaments, la dure-mère, sur la couche moyenne de la peau, le derme, sur la cornée, le cartilage, les os et dans la substance dentaire. Ces tissus de structure organique, irrigués et innervés par des vaisseaux sanguins et des nerfs, sont également approvisionnés de tissu conjonctif lâche. Même l'os de structure rigide est formé de canaux très fins, appelés les canaux de Havers et Volkmann. La dentine, tissu calcifié qui compose la dent, est constituée de canaux dentaires qui se prolongent même jusque dans les pores très fins de l'émail

L'omniprésence et la répartition du tissu conjonctif lâche illustrent d'une manière impressionnante son rôle qui est de réguler et de veiller au bon fonctionnement de toutes les cellules et de toutes les substances denses de notre organisme.

Dans la couche conjonctive dense qui enveloppe et protège toutes nos couches musculaires, on distingue des cavités de 3–7 mm de diamètre à intervalles rapprochés. C'est à ces endroits uniquement que les vaisseaux et les nerfs enrobés de tissu conjonctif lâche pénètrent dans les couches profondes de notre corps. Heine (1988) a pu démontrer que ces voies de transmission étaient identiques aux points d'acupuncture de la médecine chinoise. Certains médecins chinois sont capables d'influencer la régulation des régions les plus éloignées dans notre corps en une manipulation d'une extrême dextérité, par piqûre avec une seule aiguille qu'ils font vibrer à l'endroit de ces cavités.

La couche osseuse du crâne humain est également percée de petits trous remplis de tissu conjonctif lâche à l'emplacement des points d'acupuncture. Par ces cavités, de fins faisceaux torsadés formés de vaisseaux sanguins et de nerfs pénètrent dans le cuir chevelu. C'est par ces points d'acupuncture que la fonction et la régénération de certaines parties de notre cerveau peuvent être stimulées (Yamamoto, 1993).

La structure biochimique du tissu conjonctif lâche

Il m'importe d'expliquer quelque peu en quoi consiste la structure biochimique de la substance fondamentale de ce tissu conjonctif disséminé partout à l'intérieur de notre corps. Elle est constituée de grosses molécules qui sont composées d'une protéine liée à une glucide, les glycoprotéines. Ces molécules forment un réseau complexe d'une structure très différenciée. Ainsi, la substance fondamentale constitue une sorte de tamis moléculaire, à travers lequel doit transiter tout le métabolisme des vaisseaux sanguins jusqu'aux cellules et inversement. La grosseur des pores de ce filtre est régulée par la densité des glycoprotéines, par leur concentration biochimique, par des particules chargées (les électrolytes) et par la teneur en acide/base du tissu conjonctif lâche. Plus la substance fondamentale contient des charges négatives, plus elle est en mesure d'assurer l'échange d'ions, de particules chimiques chargées.

Ce sont donc les glycoprotéines de la substance fondamentale qui déterminent et régulent les charges électriques et la pression du tissu dans tout le tissu conjonctif. Il s'ensuit une tension électrique de base, une charge électrique dans le tissu conjonctif lâche. Chaque changement de qualité de la substance fondamentale provoque une modification du potentiel électrique et de ce fait de la fonction des tissus.

La substance fondamentale disséminée dans tout l'organisme se comporte selon Pischinger – bien que d'une manière encore plus complexe – comme les systèmes de transmission des informations tels que nous les connaissons dans l'informatique.

Aucun vaisseau sanguin, aucune extrémité de nerf ne peut atteindre directement les cellules du corps humain. Aucune substance, aucune information ne peut parvenir à la cellule ou en sortir sans obligatoirement passer par la substance fondamentale et sans être régulée par celle-ci.

La substance fondamentale qui est disséminée dans tout le corps peut être comparée à un système de distribution semblable à une fibre optique. Elle emmagasine les informations et les transmet aux cellules et inversement. Elle est pour ainsi dire notre système d'information. La cellule du tissu conjonctif lâche est ainsi le régulateur de l'influx d'une énergie hautement ordonnée (énergie informative) de l'organisme humain, puisqu'elle sécrète et régule en permanence la substance fondamentale.

Nous avons vu de quelle manière cette substance fondamentale, en tant que tissu conjonctif resté à l'état embryonnaire, enveloppe toutes les cellules organiques et toutes les structures cellulaires de l'organisme et comment elle régule chaque processus nutritif et énergétique des cellules en transmettant en permanence les impulsions informatives à chaque cellule, à chaque membrane cellulaire d'où elle influence leur charge énergétique et décharge éventuelle (tension musculaire et nerveuse), ou par le biais d'intermédiaires dits secondaires qui, à partir de là, régulent l'activité des gènes (Heine et Schaeg, 1979). C'est ainsi que la voie suivie par le flux informatif dans l'organisme humain a été démontrée d'une manière irréfutable, cette voie qu'empruntent les informations ordonnées à travers toutes les structures de l'organisme.

Les implications du tissu conjonctif lâche avec le système hormonal et le système nerveux végétatif

Le système de base est étroitement lié au système hormonal et au système nerveux végétatif:

La substance fondamentale est reliée au système endocrinien (glandes hormonales) par les capillaires. Les terminaisons nerveuses végétatives aboutissent aveuglément dans la substance fondamentale. Tous les deux systèmes, le système hormonal et le système nerveux végétatif, sont connectés ensemble dans le tronc cérébral. C'est de cette façon que des ensembles de structures complexes, tels que le cerveau et le système hormonal, sont influencés par l'intermédiaire du système de base. Les globules blancs qui se déplacent à travers le tissu conjonctif à la manière des amibes, peuvent par leur substance cellulaire (la prostaglandine, les interleukines, l'interféron, les protéases, les inhibiteurs de la protéase, entre autres) influencer mutuellement les vaisseaux capillaires, les fibres nerveuses végétatives, ainsi que les cellules du tissu conjonctif qui régulent la substance fondamentale. Il en résulte un système ramifié, humoral, d'une extrême complexité comme il a été décrit, en tant que précurseur dans le domaine scientifique, d'une manière simple fondée sur les connaissances d'alors dans la théorie des humeurs d'Hippocrate, de Galien et de Paracelse, voici déjà quelques siècles (Heine, 1990, dans Pischinger).

Nous sommes soudainement en mesure de comprendre d'une manière scientifique pourquoi les personnes souffrant de rhumatisme réagissent aux variations de température, d'humidité, et aux changements de pressions atmosphériques et pourquoi des effets si importants exercés par la nourriture et le psychisme dans ce domaine peuvent être observés.

La science médicale a appris à comprendre l'être humain comme un individu régulé d'une manière infiniment complexe réagissant toujours dans sa globalité. Elle a appris que tous les domaines des processus vitaux sont régulés par des processus immatériels et énergétiques hautement régulés. La science médicale a suffisamment progressé pour dépasser le modèle d'un homme fonctionnant comme une machine, tel que le concevait l'époque de Descartes et de ses successeurs. Elle a redécouvert que le principe de la vie et tous les processus vitaux ne peuvent s'expliquer par les processus biochimiques matériels, mais qu'ils sont de nature immatérielle.

La maladie implique une perte d'ordre dans ce système biologique extrêmement complexe qu'est l'organisme humain. La santé signifie son bon fonctionnement.

Chaque effet qui s'oppose aux lois de l'ordre biologique naturel de notre organisme engendre la maladie. Chaque action ou intervention qui a pour but de rétablir son ordre a un effet curatif. Il est donc aisément compréhensible que les médicaments qui refoulent les symptômes ne peuvent en aucun cas guérir. Par contre, chaque geste ou chaque thérapie dont le but est de rééquilibrer l'ordre biologique complexe du système de notre organisme, ouvre la voie vers une véritable guérison durable. Nous appelons cela la **thérapie régulatrice**.

La nouvelle compréhension de l'organisme humain redonne du courage aux patients souffrant de rhumatisme pour poursuivre le grand chemin menant à la guérison de leur maladie. Un courage fondé, car comme nous allons le voir par la suite, nous avons acquis suffisamment d'expérience dans ce domaine et nous disposons des preuves scientifiques et cliniques qui démontrent qu'une amélioration sensible du rhumatisme chronique et souvent même une guérison de la maladie sont possibles. Le but de ce manuel est de montrer la voie à suivre et de donner au rhumatisant les outils lui permettant de contribuer à la guérison de sa maladie. Le contenu de cette brochure peut également être d'un appui très précieux pour le médecin traitant car il y trouvera toutes les connaissances nécessaires sur le véritable processus de guérison pour aider son patient à recouvrer la santé.

L'expérience du Royal Free Hospital de Londres ou le merveilleux effet thérapeutique du régime de fruits frais et crudités selon Bircher-Benner

De nombreuses personnes dont bon nombre de médecins réagissent encore aujourd'hui avec beaucoup de scepticisme à l'idée qu'il est possible de guérir une inflammation aiguë des articulations à l'aide d'un régime composé de fruits frais, de crudités et de noix. Les réserves à l'égard de ce traitement étaient encore plus prononcées avant la Deuxième Guerre mondiale car on ne disposait pas de connaissances suffisantes concernant les effets sur la santé d'une alimentation «naturelle». Et pourtant, c'est justement à cette époque (1936) qu'une expérience fut tentée qui aurait pu donner une toute nouvelle orientation aux recherches dans le domaine de la rhumatologie. Mais malheureusement, ces fondements très prometteurs ont été relégués à l'arrière-plan par les événements de la guerre et par l'apparition sur le marché des hormones (voir chapitre «Bases scientifiques de la thérapie régulatrice des maladies rhumatismales»).

Comme l'expérience a été si extraordinaire, nous désirons vous en parler d'une façon plus détaillée dans ce manuel et vous montrer quelques photos tirées du film qui a une valeur historique. Ceci devrait aussi encourager les malades souffrant actuellement de rhumatisme à faire leur propre expérience puisque le principe, c'est-à-dire la thérapie régulatrice, est réitératif!

Mais venons-en aux circonstances de cette expérience: une patiente souffrant d'une inflammation rhumatismale chronique extrême avait été admise dans le service de rhumatologie du Royal Free Hospital. Cette patiente alitée depuis longtemps déjà ne pouvait se mouvoir qu'avec une extrême difficulté et de grandes souffrances. Les moyens médicaux connus ne procurèrent que peu de soulagement et n'apportèrent aucune amélioration. Vu la situation désespérée, un des médecins de l'hôpital proposa le transfert de la malade à la Clinique Bircher-Benner de Zurich où elle suivit un traitement physicodiététique. Après quelques mois, la patiente put regagner son domicile à Londres complètement guérie. Les médecins du Royal Free Hospital confirmèrent cette étonnante guérison et envoyèrent une doctoresse à Zurich pour étudier sur place cette méthode de traitement. De retour à Londres, elle rendit compte de sa mission et se vit attribuer un service avec 20 patients atteints d'arthrite afin de les soigner selon la méthode Bircher-Benner.

Lorsque les premiers succès de guérison se dessinèrent, on projeta de fixer sur pellicule l'évolution de la guérison chez un certain nombre de patients. La saisie des images sur film des altérations provoquées par l'arthrite sur les organes locomoteurs (les articulations) est un cas particulièrement exceptionnel puisqu'elle permet de visualiser pas à pas les modifications sur les organes locomoteurs ainsi que les manifestations de douleurs exprimées par le patient. De plus, dans les cas très lourds, la radiographie permet de mettre en évidence les changements intervenus au niveau de l'ossature et des cartilages.

Afin de pouvoir émettre un jugement sûr quant aux résultats, les patientes et patients choisis suivirent exclusivement un régime diététique selon les prescriptions appliquées à Zurich, c'est-à-dire, en commençant par deux semaines de régime exclusivement à base de crudités suivies peu à peu d'un apport progressif de céréales complètes, de légumes étuvés, de pommes de terre en robe des champs et de bouillons de légumes. Tous les traitements lénitifs et particulièrement les médicaments ont été proscrits. Les douze malades choisis pour cette expérience étaient tous atteints d'arthrite chronique primaire ou secondaire et considérés comme incurables. Sur l'ensemble des patients, sept retrouvèrent une motricité totale, trois d'entre eux une capacité partielle des fonctions motrices et deux patients ne récupérèrent aucune mobilité. Par contre, tous les douze patients présentèrent une amélioration sensible de leur état général à la fin du traitement. Un compte-rendu détaillé sur le traité de l'expérience fut publié dans les Proceedings of the Royal Society of Medicine, vol. XXX.

Le cas d'une patiente atteinte de polyarthrite chronique secondaire

L'exemple le plus remarquable fut le dixième cas, Mme R. La patiente, âgée de 55 ans au début du traitement, souffrait depuis de nombreuses années de polyarthrite chronique secondaire au 5ème stade et se trouvait depuis six semaines dans un état lamentable: doigts recroquevillés, articulations bloquées présentant les altérations symptomatiques clairement visibles sur les radiographies, colonne vertébrale rigide, incapacité à se mettre sur son séant ou à rester assise, maigreur extrême due à l'immobilité constante. La patiente pouvait tout juste soulever un peu les bras et les jambes et dépendait entièrement de son entourage pour subvenir à ses besoins.

Le film nous montre tout d'abord les infirmités dont souffre la patiente. Les altérations aux articulations sont visibles sur les radiographies. Il semble que les chances de guérison vu l'état critique de la malade soient infimes. Puis, de temps à autre à divers stades du traitement, nous voyons la patiente exécuter toujours certains mêmes mouvements à titre de comparaison. Après six semaines dont deux de régime strict et quatre de régime allégé, les progrès sont si insignifiants que les médecins sont découragés et sur le point de tout abandonner. Certes, la patiente peut s'asseoir un court instant et les douleurs se sont quelque peu apaisées, mais la mobilité reste minimale. Pourtant, c'est la patiente elle-même qui tient à continuer. Elle sent que «cela vient», que le processus de guérison s'est intensifié.

Sa persévérance sera récompensée. Pourtant, dans une première étape, les efforts de Mme R. seront mis à rude épreuve car la patiente semble faire une rechute. La fièvre et les douleurs augmentent au lieu de diminuer. Or, ceci est la manifestation de l'une des quelques phases critiques déclenchées dans chaque processus de guérison par le réveil de l'organisme. La fièvre et les douleurs indiquent souvent que l'organisme lutte pour sa guérison. Pour les personnes profanes et ignorantes, ces troubles sont synonymes d'une aggravation. Dans cette phase du traitement, c'est au médecin et au malade qu'il incombe de faire preuve d'endurance et de courage, ce qui a été particulièrement le cas pour cette malade. La patiente tint bon même lors de la phase la plus pénible de son traitement qui s'est produite dans le courant de la 7ème semaine. Elle fut inlassablement soutenue par sa doctoresse durant toute la durée du traitement.

Dès ce moment-là, nous pouvons observer l'évolution remarquable de la capacité de mobilité résultant de ce traitement. Tout d'abord, la malade tente ses premiers pas, suspendue à un appareil. Puis, soutenue par des béquilles, avançant avec précaution en mettant doucement un pied devant l'autre, elle réapprend à marcher d'abord à l'aide de deux cannes, puis à l'aide d'une canne. Le régime de crudités avec compléments est toujours l'unique thérapeutique appliquée. L'espoir renaît avec les progrès constants même s'ils exigent beaucoup de temps.

Mais, la patiente dut redoubler ses efforts. La période la plus intense a été celle de la récupération du sens de l'équilibre pour marcher. Tous ces mouvements ont dû être réappris péniblement. La conformation des cartilages et des articulations qui a été entièrement modifiée par la maladie ne peut retrouver sa forme initiale que partiellement, si tant est qu'elle le puisse. Heureusement que notre organisme possède une très grande faculté d'adaptation qui atteint presque l'inconcevable. C'est ainsi que la patiente arriva peu à peu à toucher ses pieds en se penchant en avant le torse bombé, bras et mains tendus, tout en gardant l'équilibre, ce qui fut une preuve éclatante du retour de la mobilité au niveau des hanches. Puis finalement, elle put se déplacer sans canne et sans aucune aide.

Au bout d'un peu plus d'une année, elle retourna dans son foyer. Dès lors, elle put se suffire à elle-même et accomplir de menues tâches ménagères. Son récit est un des 3 cas cités dans le rapport final concernant le retour à la mobilité partielle. Il est bien évident qu'elle n'a pas complètement recouvré l'agilité normale qui est celle d'une femme de son âge en bonne santé, mais pour la malade et son entourage ce résultat est «un miracle».

Ce n'est que 10 ans plus tard que la malade refit parler d'elle, lorsque nous présentâmes le film documentaire du Royal Free Hospital à quelques hôtes anglais de la Clinique Bircher-Benner de Zurich. Parmi ces personnes se trouvait une jeune femme qui s'écria avec surprise en reconnaissant la rhumatisante couchée dans son lit: «Why – that's my mother!» C'est par sa fille que nous avons appris le développement étonnant de l'état de santé de la patiente après qu'elle eut quitté la Clinique. La malade, âgée de 66 ans, était maintenant en mesure de travailler deux heures d'affilée dans son jardin et pouvait retourner la terre à la bêche. Bien que le régime ait été assoupli selon les prescriptions médicales et suivi avec un peu moins de rigueur lors d'invitations et de réceptions, l'amélioration s'est poursuivie sans rechute. Les exceptions et les écarts alimentaires ont été supportés sans inconvénient grâce aux remarquables vertus thérapeutiques de son organisme.

L'exemple de Mme R. répond à la question que nous nous posons: Est-ce qu'un patient ne court pas de risques sérieux d'amaigrissement et d'affaiblissement progressifs, vu son état de santé déjà fragilisé par la maladie, en suivant un régime composé aux quatre cinquièmes de crudités végétales et ne comprenant pour ainsi dire que des protéines végétales? Ne serait-il pas plus judicieux dès lors d'enrichir son alimentation de protéines animales selon toutes les règles de la diététique? Le film nous démontre le contraire. Il est donc tout à fait possible pour une personne âgée de presque 56 ans d'avoir une silhouette harmonieuse et de développer des forces nouvelles tout en se nourrissant presque uniquement d'aliments à base de substances végétales. Ce régime a rétabli dans l'organisme ce qui est le plus important pour la guérison et la force physique, à savoir: *l'économie dans le métabolisme*. Cet organisme que l'on a vainement tenté de reconstituer à l'aide d'aliments «fortifiants», retrouve le moyen de tirer profit au maximum du régime thérapeutique tout en ménageant les organes. Cet organisme est en mesure de puiser l'essentiel de peu de choses au lieu de tirer peu de beaucoup.

Ce cas, ajouté aux onze autres cas de patients faisant l'objet de l'expérience du Royal Free Hospital, ne constitue bien évidemment pas encore une statistique globale de guérison. Le but du film était avant tout d'apporter une preuve incontestable des effets positifs d'un régime thérapeutique sur le développement des vertus curatives de l'organisme ainsi que sur les processus autonomes de guérison qui sont absolument nécessaires pour rétablir une harmonie saine des fonctions de l'organisme.

Limites des possibilités de guérison
Malheureusement, il n'est pas toujours possible de guérir un malade atteint d'une arthrite chronique au stade avancé. Il existe des états de dégénérescence, tels que l'ankylose totale, où les processus d'autoguérison ne trouvent aucune issue.

Il est alors d'autant plus important d'intervenir le plus précocement possible et d'avoir une approche aussi complète que possible. On ne peut toutefois espérer d'amélioration rapide ni par un traitement physicodiététique naturel ni, où cela est nécessaire, par un traitement médicamenteux si les systèmes régulateurs et glandulaires de l'organisme ont souffert durant des années. Il faudra faire preuve de patience et de persévérance pendant des mois, voire des années pour atteindre le but escompté d'une guérison partielle.

Citons encore le récit de Mme W. qui illustre bien combien il est important d'agir aussi vite que possible. Cette institutrice, âgée de 55 ans et habitant la région de Zurich, exerçait encore pleinement sa profession. Pourtant, elle craignait sans cesse de devoir prendre une retraite anticipée pour des raisons de santé car, certains jours, elle éprouvait d'énormes difficultés pour atteindre l'école dues à une arthrite des genoux. L'idée d'abandonner son métier tant aimé la préoccupait beaucoup. Après avoir vu le film du Royal Free Hospital à la Clinique Bircher-Benner à Zurich, elle décida de tout entreprendre pour recouvrer la santé. Elle se mit à suivre chez elle les indications exposées dans cette brochure. En quelques semaines seulement, elle guérit de son inflammation rhumatismale des genoux. Ainsi, elle put continuer à exercer sa profession sans encombre jusqu'à l'âge de sa retraite. Quelques rechutes survinrent occasionnées par des efforts particuliers ou par des excès alimentaires lors des repas de fête, des rechutes qui cependant ne tardèrent pas à disparaître avec la reprise momentanée du régime diététique.

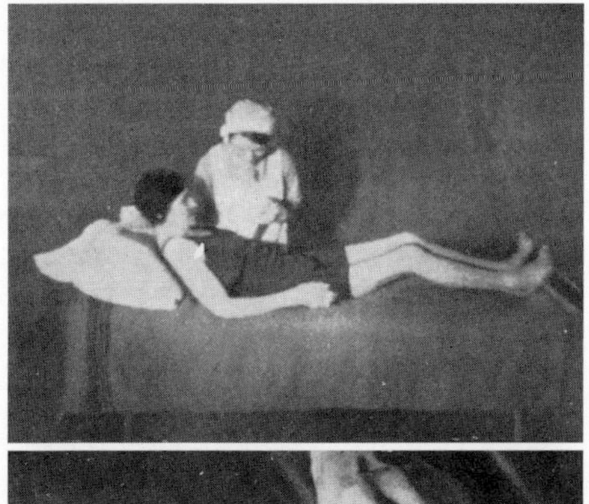

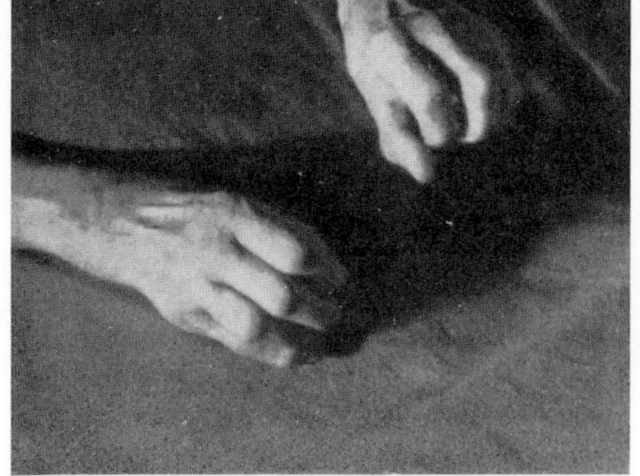

Les images 1 et 2 sont des séquences tournées le 20 février. La première image montre jusqu'où la patiente peut se redresser avec l'aide d'une infirmière. Les mains sont fortement déformées.

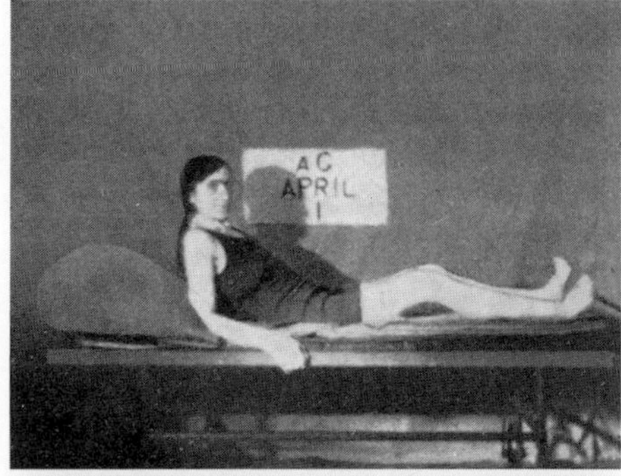

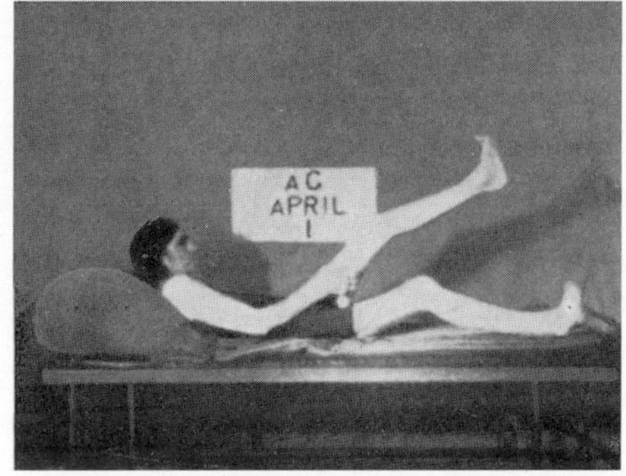

Les images 3 et 4 montrent l'évolution après 6 semaines. Toutes les deux images font preuve d'un progrès encore modeste de la récupération de la mobilité.

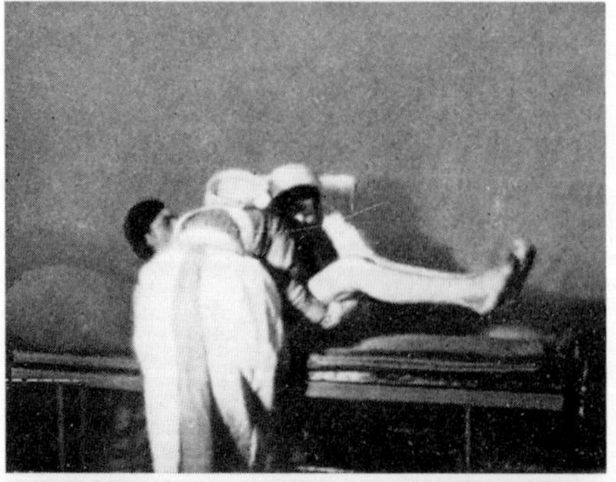

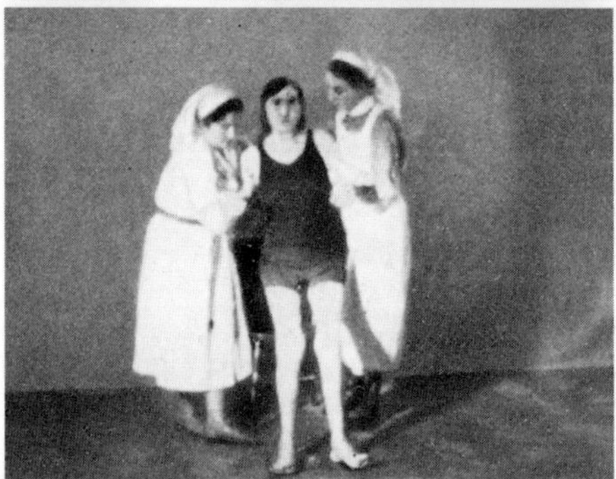

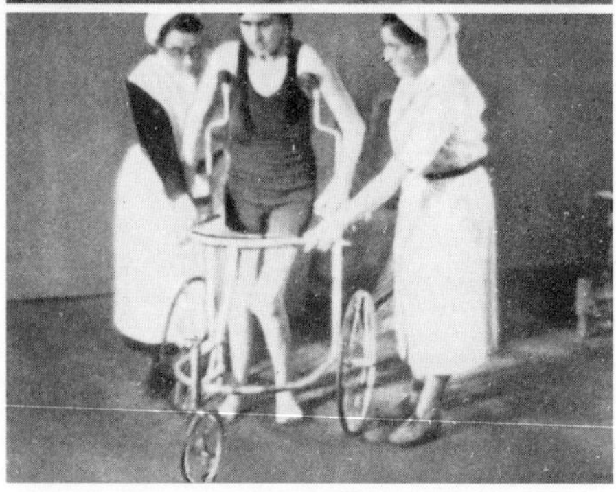

Les images 5 et 6 ont été prises le 1er avril: avec l'aide du personnel soignant, la patiente peut s'asseoir et rester quelques instants dans cette position. La malade effectue des exercices pour assouplir les articulations des genoux et des pieds.

L'image 7 a été tournée le 5 mai: les premiers essais pour marcher sont entrepris à l'aide d'un déambulateur.

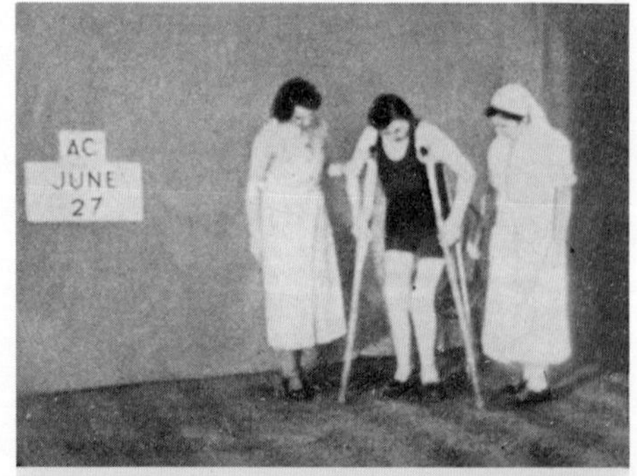

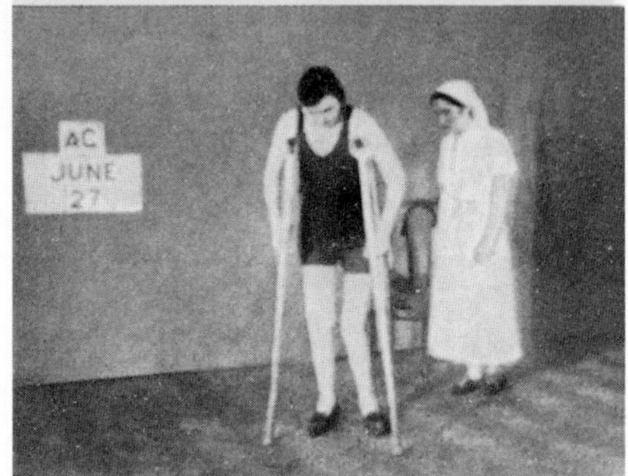

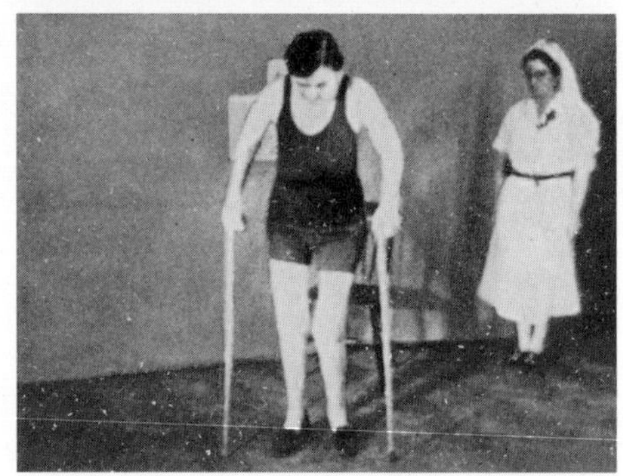

L'image 8 est une séquence tournée le 27 juin et montre les premières tentatives de marche à l'aide de béquilles placées sous les aisselles.

L'image 9 montre comment la patiente peut se déplacer quelques mètres sur des béquilles placées sous les aisselles.

L'image 10 a été tournée un mois plus tard, c'est-à-dire le 28 juillet: la malade peut marcher à l'aide de deux cannes.

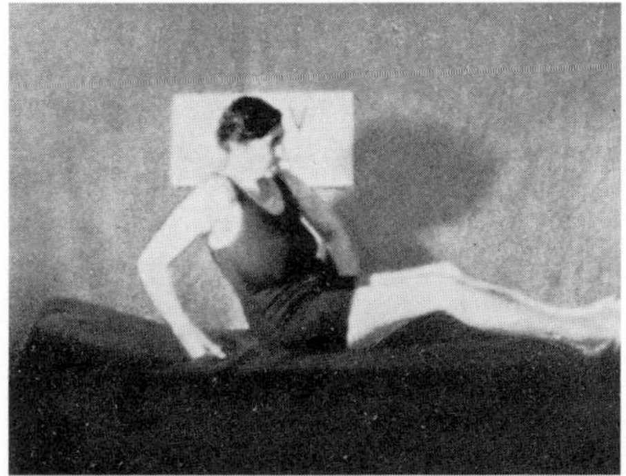

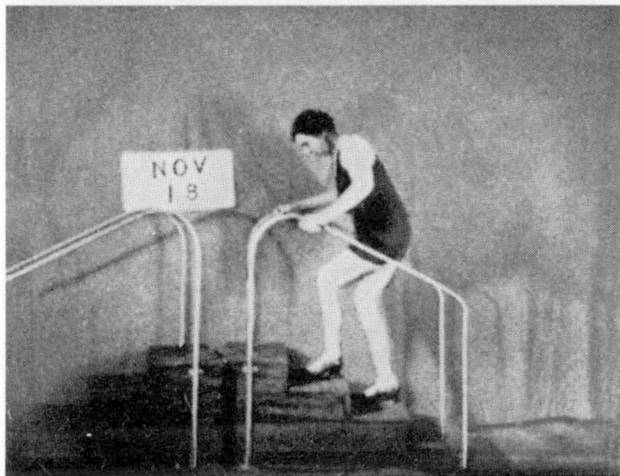

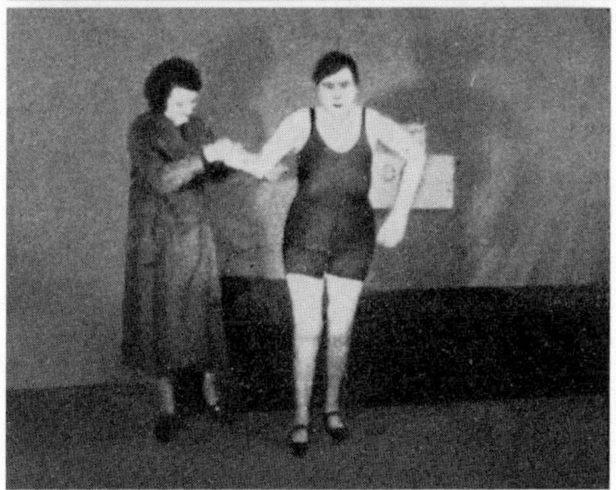

Les images 11 et 12 ont été prises le 18 novembre, c'est-à-dire 9 mois plus tard: la malade a retrouvé un aspect physique normal et une bonne partie de sa mobilité.

Les images 13 et 14 ont été tournées 15 jours plus tard, le 2 décembre et montrent que la patiente est en mesure de se déplacer lentement sans canne, aidée seulement par une personne la soutenant par la main. La patiente est maintenant capable de se lever d'une chaise avec assurance.

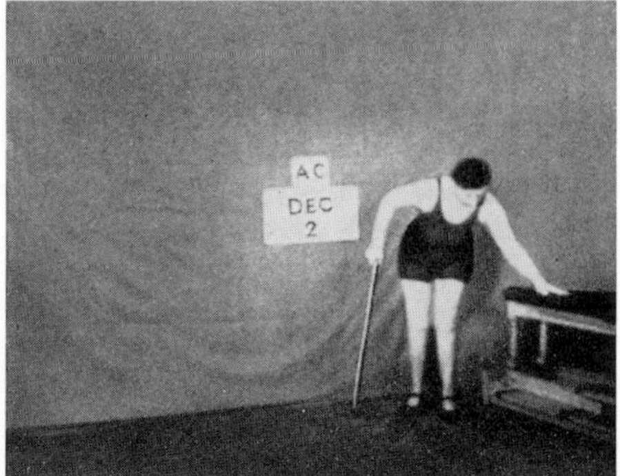

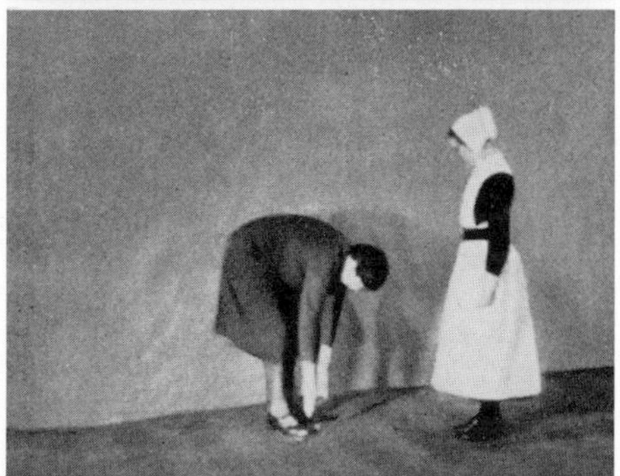

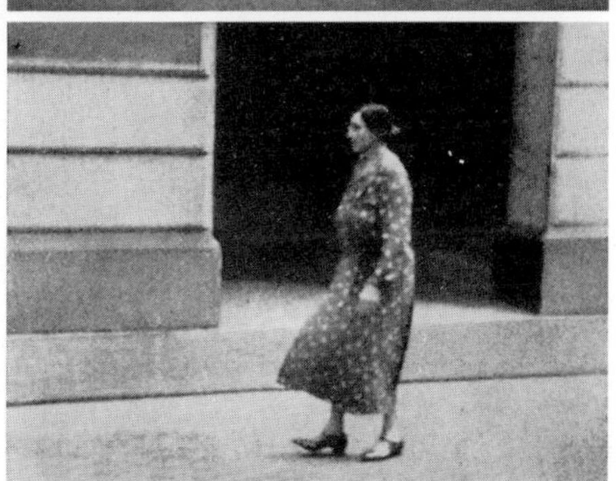

L'image 15 se situe une année après le début du traitement, c'est-à-dire le 20 février: la patiente peut toucher la pointe de ses pieds avec ses doigts et démontre ainsi qu'elle a recouvré une mobilité complète de ses hanches.

Sur l'image 16, la patiente quitte la Clinique le 20 avril.

Bases scientifiques de la thérapie régulatrice appliquée dans le traitement des maladies rhumatismales

Ces dernières années, de nombreuses études démontrèrent l'efficacité de la thérapie régulatrice et l'importance de l'alimentation dans le traitement des maladies rhumatismales ainsi que Bircher-Benner les évoquait dans ses travaux parus en 1905, 1906, 1936, 1937, 1938 et 1939. Bien évidemment, nous ne pouvons pas citer tous les exemples dans le cadre de cette brochure. C'est pourquoi, nous nous contenterons de citer les travaux effectués récemment. A ce propos, il est intéressant de constater que l'on a rapidement trouvé accès ces dernières années aux effets d'une thérapie de réadaptation globale du système de base, c'est-à-dire à une thérapie régulatrice, grâce à l'étude des aspects segmentaires dans le domaine de l'alimentation et en partie grâce à la recherche sur les principes vitaux.

Dans la plupart des pays européens, environ 16% de la population sont atteints de rhumatisme chronique. Le rhumatisme figure en tête des maladies chroniques. Comme presque toutes les maladies chroniques, le rhumatisme est en progression. Nous devons malheureusement constater que les problèmes liés au rhumatisme n'ont pas été résolus par la médecine générale moderne.

Le traitement du rhumatisme par un jeûne basé sur des jus de fruits suivi d'un régime de crudités complété progressivement par des aliments lactovégétaux remonte au Dr Max Bircher-Benner (1906, 1933, 1938). Nous trouvons une de ses premières casuistiques (histoire des maladies) concernant la guérison de la polyarthrite dans un magazine édité par le Professeur Curt Adams «Die natürliche Heilweise im Rahmen der Gesamtmedizin» (Jena) formulée de la façon suivante: «Le patient, un ingénieur de 35 ans, était atteint depuis 5 ans d'une polyarthrite aiguë qui se manifestait régulièrement chaque année. Chaque crise durait plus longtemps et la cinquième se développa en un état subchronique. Après avoir suivi sans succès un traitement aux salicylates, le patient vint me trouver à la Clinique avec les articulations gonflées et des températures subfébriles. Le traitement au moyen d'un régime thérapeutique, d'une hygiène corporelle appropriée ainsi que d'un équilibre vital retrouvé, tout cela sans salicylates (sans autres médicaments quelconques) fit évoluer la polyarthrite en phase aiguë en l'espace de 3 jours. La température monta jusqu'à 40° C. Durant des semaines, les processus inflammatoires traversèrent à toute allure les articulations en double rotation. Puis, la température s'abaissa aux normes et le patient pu entamer sa convalescence qui aboutit à une guérison complète. Dès lors, cette personne a été définitivement délivrée de son rhumatisme.»

A l'occasion des conférences londoniennes (dans: Principes régulateurs de la vie, 1938, 1977, 1984, 1989, 1999) Bircher-Benner exigea en s'appuyant sur son expérience de la thérapie régulatrice appliquée à plusieurs milliers de patients atteints de polyarthrite: «La thérapie régulatrice doit être suivie rigoureusement lors des traitements contre le rhumatisme. La guérison des foyers intestinaux (de la flore bactérienne intestinale) par le régime de crudités doit être complétée par l'assainissement conséquent des foyers buccaux dans la région maxillaire (abcès des racines dentaires, amalgames de plomb) et des amygdales, entre autres. En plus des traitements déjà mentionnés, on a recours à l'hydrothérapie (application médicinale de l'eau), à la gymnastique thérapeutique, aux massages et à un traitement basé sur des exercices physiques.» (1936, 1937, 1938, 1938). Dans son dernier article qu'il acheva un jour avant sa mort, il s'est encore une fois penché sur le problème du rhumatisme (1939). Concernant les causes, il écrivit finalement: «Dans un corps souffrant de malnutrition et infesté de poisons bactériens au niveau des foyers intestinaux et buccaux et en dernier lieu aussi contaminé par des streptocoques, il n'est pas rare qu'une simple angine déclenche un rhumatisme articulaire aigu.»

Avant la Deuxième Guerre mondiale, on soignait avec beaucoup de succès au Royal Free Hospital les patients atteints de polyarthrite selon les méthodes du Dr Bircher et en renonçant à toute médication (Hare, 1936; Bircher, 1937). Nous en avons fait le récit dans le chapitre précédent. Von Noorden, Vienne (1928, 1931) fit également part de résultats positifs avec le régime thérapeutique de crudités en ce qui concerne les maladies rhumatismales. L'espoir de pouvoir introduire la thérapie régulatrice pour soigner le rhumatisme dans la médecine classique fut anéanti par la Deuxième Guerre mondiale et par l'introduction des hormones dans les traitements. Seul Hoff, Graz, fit mention en 1942 des effets extrêmement positifs observés lors de l'application du régime de crudités pour des cas de polyarthrite connus pour être difficiles à soigner.

Zimmermann publia en 1971 un rapport dans lequel il parle du régime thérapeutique à base de crudités comme d'un «moyen de reconversion» significatif pour le rhumatisant. Il décrit ces mêmes phénomènes de réadaptation sous forme de maux de tête, d'agitation, d'irritation et d'état dépressif au troisième jour de la thérapie, que Bircher-Benner avait interprétés comme une crise de guérison, entre-temps confirmée par les recherches chronobiologiques. Il suivit à la lettre le plan diététique de Bircher-Benner et obtint ainsi une réduction des médicaments et une amélioration significative de la mobilité des patients.

Depuis de nombreuses années, les études tendant à prouver les effets positifs de la thérapie nutritionnelle comme les avait mentionnés Bircher-Benner se multiplient:

Wilhelmi (1993) remarqua une influence non négligeable de l'alimentation sur l'arthrite auprès des souris et d'autres animaux. Il constata que les graisses contenant un pourcentage élevé de graisses saturées (graisse de porc) favorisent l'ostéoarthrite (affection inflammatoire qui frappe les os) chez la souris. Le même résultat a été observé lors de l'administration de cholestérol. L'huile d'olive n'a qu'une incidence minime sur l'arthrite. Par contre, les acides linoléiques hautement insaturés que l'on trouve dans l'huile pressée à froid de chardon, de lin et de tournesol, entre autres, contrecarrent les effets négatifs de la graisse de porc. D'autres graisses végétales ou la graisse de poisson qui est la seule graisse animale à contenir aussi des graisses insaturées ont des effets anti-inflammatoires sur les articulations des animaux. En revanche, une alimentation riche en hydrates de carbone chez les animaux provoque uniquement une arthrose dégénérative ainsi qu'une hyperglycémie (excès de sucre dans le sang). Cet élément constitue un facteur de risque pour le déclenchement d'une ostéoarthrite rhumatisante chez l'homme, la souris et le rat. Une alimentation riche en protéines favorise chez l'homme le développement d'une ostéoarthrite qui détruit les articulations.

On ne met plus en doute aujourd'hui que les allergies alimentaires sont en partie étroitement liées avec les maladies rhumatismales (Van der Laar et al., 1992). De Vita et Bombardieri (1992) démontrèrent cependant que la suppression stricte dans le régime diététique des antigènes provoquant l'allergie, même avec adjonction d'acides gras insaturés du type Omega-3 et Omega-6, réduisait certes certaines substances favorisant les inflammations dans le sang, telles que les leucotriènes B4 et les interleukines I, mais n'apportait toutefois au plus qu'une très faible amélioration des troubles.

Un plus grand nombre d'études confirma les résultats obtenus par les expériences faites sur des animaux concernant l'effet des acides gras insaturés sur l'inflammation rhumatismale (Robinson et al., 1991; Kremer et al., 1990, 1991; Sperling, 1989; Cleland et al., 1988; entre autres). Nielssen et ses collaborateurs ont pu démontrer que l'adjonction d'huiles hautement insaturées dans l'alimentation normale avait en effet amélioré quelque peu la rigidité matinale des articulations et l'état général du patient, mais qu'il n'y avait pas eu d'autres incidences sur le déroulement de la polyarthrite rhumatismale. Ce résultat a été depuis lors confirmé de part et d'autre (Kremer et al., 1991, entre autres). Tulleken et ses collaborateurs (1990) ont pu prouver que ce n'était pas la vitamine E, mais bien les huiles elles-mêmes qui produisaient cet effet. Enfin, en ce qui concerne le lupus érythémateux qui, dans certaines formes, peut entraîner une destruction progressive des tissus, on a pu constater une nette amélioration de l'état de l'inflammation et de l'intensité des douleurs grâce à l'absorption quotidienne d'huiles insaturées (Walton et al., 1991). La réceptivité des rhumatisants à avoir les doigts glacés associée à une insensibilité et une pâleur (Morbus Raynaud) a sensiblement diminué en ajoutant quotidiennement des huiles insaturées à l'alimentation (Di Giacomo et al., 1989).

Bircher-Benner avait déjà constaté il y a 100 ans qu'une suppression systématique des produits laitiers et des céréales était absolument nécessaire du point de vue diététique pour guérir du rhumatisme. Cette nécessité a également été confirmée ces dernières années (Seignalet et al., entre autres 1989). Une étude (Beri et al.) réalisée à New Dehli en 1988 sur 27 patients souffrant de polyarthrite a démontré qu'un régime diététique exempt de céréales et de produits laitiers apportait déjà une nette amélioration des douleurs, de la mobilité et de l'état général après seulement deux semaines pour 71% des patients ayant suivi le traitement.

D'autres études ont démontré le fait suivant: lorsqu'un patient observait exclusivement un jeûne sans se soumettre ensuite à un régime végétalien, l'amélioration des troubles se manifestait uniquement durant la période de jeûne. Dès que le malade interrompait le régime thérapeutique pour se nourrir d'une façon normale, les douleurs réapparaissaient comme auparavant (Skoldstam, 1991; Palmblad et al., 1991; Hafstrom et al., 1988 et autres). D'autre part, Skoldstam avait déjà évoqué en 1986 les effets positifs du jeûne suivi d'un régime végétalien, c'est-à-dire d'un régime alimentaire excluant tout aliment d'origine animale.

Enfin, une percée, qui a véritablement confirmé les méthodes thérapeutiques de Bircher-Benner en matière de lutte contre le rhumatisme, a été faite avec la publication dans le fameux périodique «The Lancet» d'une étude contrôlée et réalisée par Kieldsen et ses collaborateurs en, 1991, à l'Université d'Oslo.

27 patients atteints d'arthrite rhumatoïde (rhumatisme inflammatoire) se sont soumis pendant 7–10 jours à un jeûne presque total. Puis, pendant 3–5 mois, ils suivirent un régime végétalien exempt de gluten, c'est-à-dire un régime excluant tout apport de protéines animales et de céréales. Ensuite, on ajouta progressivement avec beaucoup de précaution un peu de produits laitiers frais aux aliments de base dans la mesure où les patients les supportaient. Les patients continuèrent d'être sous surveillance médicale. Un autre groupe de 26 malades, également sous contrôle médical et souffrant de symptômes à tout point de vue comparables s'est soumis à un régime ordinaire.

Déjà après quatre semaines, une amélioration significative du nombre des articulations douloureuses a été constatée parmi les sujets ayant suivi le régime végétalien. Ces observations ont été répertoriées dans un index universellement reconnu (Ritchie Index), dans l'échelle des douleurs, dans la durée de la rigidité matinale, dans la réaction de la vitesse de sédimentation du sang, dans la protéine C-réactive (une glycoprotéine du sang), dans le tableau des globules blancs et sur une échelle indiquant l'évolution de l'état général. Pour ce qui est du groupe des 26 patients qui se sont nourris d'une façon normale et, qui en lieu et place du jeûne stationnaire de quatre semaines, ont séjourné durant cette période dans un établissement de repos traditionnel, aucun paramètre, à part les valeurs sur l'échelle des douleurs, n'a subi de modification. Après une année, le groupe ayant suivi le régime curatif présentait encore la même amélioration des paramètres, à l'inverse du second groupe.

Deux ans plus tard, le même groupe de chercheurs étudia, sous la direction de Madame le Professeur Haugen, l'influence du régime diététique sur l'état nutritionnel auprès de deux groupes composés chacun de 17 patients atteints de polyarthrite.

Le groupe du régime diététique jeûna à nouveau durant 7–10 jours, puis suivit pendant environ 3 mois et demi un régime diététique exempt de gluten et de produits d'origine animale. L'autre groupe reçut une alimentation normale. Les valeurs de l'index de la masse pondérale (poids) et l'épaisseur des rides de la peau du premier groupe diminuèrent, par rapport au début du régime diététique, d'une manière sensible après cette période de jeûne, ce qui signifie que ces patients avaient perdu du poids et du pannicule adipeux sous-cutané de manière frappante. Par contre, la musculature mesurée sur la partie supérieure du bras n'avait pas du tout diminué. Dans le premier groupe, les douleurs avaient régressé, la mobilité et les signes d'inflammation s'étaient améliorés d'une façon spectaculaire. Les chercheurs ont constaté que le facteur de croissance (EGF 1), proche de l'hormone insuline, avait nettement diminué après un mois déjà dans le premier groupe mais que tous les paramètres de l'état nutritionnel dans le sang, tels que le sérum albuminoïde (protéines sanguines), l'hémoglobine (couleur rouge du sang), la ferritine (fer dans les tissus) et les oligoéléments zinc et cuivre dans le sérum sanguin, n'affichaient aucune différence entre les deux groupes. Ainsi, les chercheurs ont pu démontrer que ce genre de régime diététique de longue durée n'avait aucune incidence négative sur l'état nutritionnel des patients et que, d'autre part, l'arthrite s'était sensiblement améliorée.

Le même groupe de chercheurs analysa à Oslo (1991), au moyen d'un questionnaire élaboré, les effets d'un jeûne et d'un régime végétarien auprès de 742 rhumatisants qui s'y étaient soumis en raison d'intolérances alimentaires qu'ils avaient eux-mêmes constatées:

290 personnes parmi ces patients souffraient d'une arthrite rhumatoïde, 51 patients d'une arthrite chronique juvénile (une forme de polyarthrite qui affecte les enfants), 87 patients étaient atteints d'une spondylarthrite ankylosante, appelée Morbus Bechterew; cette maladie se caractérise par la calcification des ligaments de la colonne vertébrale. 51 patients souffraient d'une arthrite psoriasique, c'est-à-dire d'une inflammation de plusieurs articulations qui se déclenche avec le psoriasis, 65 patients avaient une fibromyalgie, c'est-à-dire une affection rhumatismale des parties molles qui provoque des douleurs dans l'ensemble du tissu conjonctif, et finalement 34 patients souffraient d'une ostéoarthrite, une forme particulièrement grave de la polyarthrite qui détruit les articulations. Entre 13 et 43% des patients avaient observé des intolérances alimentaires, respectivement ces patients avaient déjà essayé des régimes diététiques déterminés et avaient alors constaté une diminution des douleurs, des gonflements et de la rigidité. Cette étude démontre clairement que pour toutes les formes de rhumatisme la nourriture a une influence importante, probablement prépondérante.

Lorsqu'on étudie tous ces récents travaux de recherches, on constate aisément que leurs résultats ne contiennent aucune contradiction. Les résultats de ces travaux ainsi que les dernières études effectuées dans ce domaine confirment les bases scientifiques de la méthode de traitement introduite par Bircher-Benner qui repose sur son expérience clinique auprès de milliers de patients.

«Le cercle des formes rhumatismales»

C'est ainsi que la médecine moderne désigne toutes les maladies qui opèrent des changements sur les organes, sur l'appareil locomoteur, les articulations, les ligaments, les muscles, les tendons et les tissus osseux proches des articulations. En ce qui concerne ces maladies, c'est toujours l'ensemble de l'organisme qui en est affecté. Plus les réactions inflammatoires sont importantes, plus les effets de la maladie se font ressentir d'une manière distincte au niveau des organes, de la peau et du tissu sous-cutané. Mais, comme nous l'avons déjà exposé précédemment, l'altération du tissu conjonctif lâche et de sa substance fondamentale constitue le commencement et la base de toute maladie rhumatismale qui se manifeste par une inflammation destructive du tissu conjonctif lâche.

Afin de vous faciliter la compréhension, nous aimerions vous présenter sous forme de résumé la classification des diverses formes de rhumatisme:

La polyarthrite chronique (cP ou pcP)

Cette forme de rhumatisme est également appelée arthrite rhumatoïde ou polyarthrite chronique progressive. Il s'agit d'une maladie inflammatoire générale caractérisée par une disposition symétrique des inflammations touchant plusieurs articulations à la fois qui, sans soins adéquats, peut durer des années et provoquer de graves malformations aux articulations. Elle touche actuellement environ 1% de la population et 3 fois plus de femmes que d'hommes. La polyarthrite rhumatoïde débute généralement entre 30 et 50 ans et touche particulièrement les femmes à la ménopause. Elle peut toutefois se manifester à tout âge.

Très souvent, ce sont des opérations de l'abdomen, une infection ou un choc émotionnel, pour ainsi dire des causes secondaires, qui déclenchent la maladie. Il y a des familles dont les membres ont une prédisposition à contracter une cP. Leurs globules sanguins sont porteurs d'antigènes HLA-DR.

Au début, la maladie se manifeste le plus souvent par une fatigue, un manque d'appétit, une perte de poids, un peu de température, des problèmes circulatoires et des douleurs musculaires et articulaires (arthritisme) qui se déplacent et par une rigidité matinale. Parfois, les symptômes de la maladie se manifestent avec virulence également durant la nuit.

Par la suite, l'inflammation touche avec gravité une ou plusieurs articulations, particulièrement les articulations centrales des doigts, la main et le poignet. Au début, chaque mouvement est extrêmement douloureux. Généralement, les douleurs s'amoindrissent légèrement après quelques mouvements d'échauffement. Lorsque la maladie a atteint son point culminant, toutes les articulations peuvent être touchées, y compris celles de la mâchoire, des vertèbres cervicales ou des hanches. L'inflammation chronique de la membrane interne de l'articulation détruit progressivement les structures de l'articulation jusqu'à atteindre l'os (ostéoarthrite) et provoque de la sorte de très graves déformations.

En dehors des inflammations articulaires, la maladie se traduit aussi par une inflammation de la bourse séreuse et de la gaine tendineuse, ce qui peut occasionner des déchirures des tendons. Ces noyaux rhumatoïdes sont souvent situés aux articulations centrales des doigts. La polyarthrite rhumatoïde peut aussi atteindre les ganglions lymphatiques, la plèvre ou le péricarde, le contour des ongles et la cage pulmonaire interne et peut également entraîner des inflammations du tissu musculaire. Une forme particulièrement complexe de cette maladie est l'inflammation de la paroi interne des vaisseaux sanguins (vascularite). Lorsque la rate est atteinte, on parle d'un «syndrome de Felty», par contre, lorsque se sont les glandes salivaires et les glandes lacrymales qui sont affectées, on parle alors du «syndrome Sjörgen». Lorsque l'affection est caractérisée par une inflammation de la conjonctive et du tissu conjonctif de l'urètre, on parle du «syndrome de Reiter», respectivement du «syndrome de Fiessinger-Leroy-Reiter». Cette forme est souvent déclenchée par des infections.

Après quelques années d'évolution de la polyarthrite chronique, des protéines inflammatoires se déposent en grand nombre dans les couches du tissu conjonctif (amyloïdose).

Sans traitement, 20–70% des malades souffrant de polyarthrite deviennent partiellement invalides après 10 ans.

Suivant la présence de facteurs rhumatoïdes dans le sérum sanguin, on fait la distinction entre une polyarthrite chronique séropositive et une polyarthrite séronégative. En l'absence de traitements appropriés, les affections sans facteurs rhumatoïdes dans le sérum sanguin (séronégatives) ont un pronostic plus favorable.

La spondylarthrite ankylosante (Morbus Bechterew)

Elle est aussi appelée Spondylitis ankylopoetica. Il s'agit également d'une affection générale du tissu conjonctif touchant principalement les articulations sacro-iliaques et les structures ligamentaires de l'ensemble de la colonne vertébrale. Les articulations des extrémités peuvent être également touchées, mais les atteintes sont cependant moins fréquentes que pour la forme cP.

Les sujets de sexe masculin sont 4 à 10 fois plus frappés par le Morbus Bechterew que les sujets du sexe opposé. L'affection débute généralement entre 15 et 40 ans. Comme pour la cP, la spondylarthrite touche une personne sur 1000. L'accumulation familiale est un peu plus marquée que pour la cP (présence de l'antigène HLA B-27 sur les globules blancs à peu près à 90%).

La maladie débute par des douleurs atypiques dans la région lombaire qui peuvent souvent rayonner jusque dans les jambes. Dans la plupart des cas, les douleurs et la rigidité s'accentuent durant la nuit et obligent souvent le patient à se lever pour se mouvoir. Ces douleurs peuvent aussi être ressenties sur toute la colonne vertébrale. Par contre, le Morbus Bechterew touche plus rarement les articulations des bras et des jambes.

L'évolution de la maladie entraîne une calcification des ligaments de la colonne vertébrale et des articulations sacro-iliaques marquée par une raideur de la colonne vertébrale provoquant beaucoup de souffrances. La fièvre, un état d'épuisement ainsi qu'une perte de poids se manifestent lors d'une poussée de la maladie inflammatoire. Hormis l'appareil locomoteur, la maladie touche également l'iris chez 1 sujet sur 4 et, plus rarement, la valvule aortique du cœur. Les os constituant la colonne vertébrale, qui pour finir se trouve enveloppée dans une sorte de manteau de calcaire (bâton de bambou), se fragilisent (ostéoporose). Les fractures et les tassements vertébraux sont alors plus fréquents que chez les sujets en bonne santé.

En l'absence de traitement approprié, la fréquence des poussées inflammatoires diminue après 15–25 ans. 9 patients sur 10 peuvent vaquer à leurs occupations. Il subsiste une raideur du dos et des articulations sacro-iliaques que le malade perçoit comme une raideur des hanches.

L'arthrite psoriasique

Appelée aussi Arthritis psoriatica ou Arthropathia psoriatica. Il s'agit d'une inflammation des articulations associée à un psoriasis (affection cutanée caractérisée par l'éruption de plaques érythématosquameuses). On distingue la «forme périphérique» qui ressemble à la forme cP de la «forme axiale» qui, comme le Morbus Bechterew, attaque le «squelette de l'axe», c'est-à-dire la colonne vertébrale et les articulations sacro-iliaques.

Dans la plupart des cas, le psoriasis apparaît bien avant l'inflammation des articulations. Les plaques érythématosquameuses se manifestent par des foyers d'infection sous forme de taches rondes couvertes de squames, distinctement délimitées les unes des autres et qui se localisent à divers endroits de la peau. Une localisation fréquente en est notamment le lit des ongles, ce qui occasionne un décollement douloureux de ceux-ci.

Il existe des maladies chroniques intestinales qui peuvent être accompagnées des symptômes de la polyarthrite ou de la maladie de Bechterew. Parmi celles-ci figurent la colite ulcéreuse, une inflammation très douloureuse du gros intestin associée à des saignements et le Morbus Crohn, une affection inflammatoire chronique touchant la dernière section de l'intestin grêle et laissant des cicatrices. Ceci prouve d'une manière éclatante le lien de ces maladies en tant qu'affections inflammatoires générales du tissu conjonctif dont les conséquences sont finalement la destruction des tissus.

Le syndrome de Behçet est une maladie plus rare. Souvent, on décèle l'existence d'une polyarthrite en présence de cette affection grave qui se traduit par une inflammation chronique purulente de l'iris, par des abcès dans la cavité buccale et dans les parties génitales ainsi que par l'apparition d'inflammations des veines et des méninges.

L'arthrite chronique juvénile (ACJ)

Elle est aussi appelée arthrite juvénile rhumatoïde. Il s'agit là de la polyarthrite chronique qui touche les enfants. La proportion de filles et de garçons est presque identique. La maladie affecte surtout les enfants âgés de moins de 5 ans. On distingue entre deux formes de maladie, la première appelée polyarticulaire qui peut atteindre toutes les articulations, la seconde appelée systémique ou le syndrome de Still. Dans le cas de l'affection systémique, les poussées de fièvre sont fréquentes et sont accompagnées d'affections cutanées caractérisées par des taches rouges, de gonflement des ganglions lymphatiques et de la rate ainsi que d'anémie. Les autres organes internes peuvent également être touchés. Dès lors que la maladie se prolonge sur une période de plus d'une année, des destructions et des déformations articulaires surviennent aussi chez l'enfant. La forme séropositive dont l'évolution est défavorable est plus fréquente chez les filles.

La spondylite ankylosante (Bechterew) survient également pendant l'enfance. Dans la plupart des cas, elle se manifeste à la puberté essentiellement chez les garçons. Elle touche avant tout les articulations des bras et des jambes, puis seulement bien plus tard elle s'installe sur la colonne vertébrale et les articulations sacro-iliaques.

Les collagénoses ou les connectivites

Ces maladies sont des atteintes inflammatoires graves du tissu conjonctif d'un grand nombre d'organes. L'affection touche avant tout les vaisseaux sanguins qui irriguent les organes (vascularite).

Parmi ces formes, on trouve le **lupus érythémateux** qui doit son nom aux lésions cutanées rouges d'origine inflammatoire qui se développent au début sur le visage et le nez. Cette maladie inflammatoire est aussi appelée lupus érythémateux disséminé, LE ou LES ou en français LED.

Cette maladie atteint 8 fois plus de femmes que d'hommes et peut surgir à n'importe quel âge. Cependant, elle se déclare le plus souvent entre 15 et 45 ans. Aux Etats-Unis, on estime le nombre de femmes à être touché par cette forme grave de maladie inflammatoire à 27 sur un million d'habitants. La maladie peut être déclenchée par une trop longue exposition aux rayons du soleil, une infection ou certains médicaments. Il est rare que l'on trouve à la base un déficit congénital dans le système complémentaire sanguin (une partie du système immunitaire de l'organisme).

Le LED débute d'une manière sournoise. Il atteint souvent la peau (à 72%), un grand nombre d'articulations, les reins, la plèvre et le péritoine ou le péricarde. L'affection se traduit par une rigidité générale qui cause des souffrances insupportables et par l'apparition d'abcès douloureux sur les muqueuses. Presque la moitié des patientes souffre d'un état douloureux général des muscles. L'atteinte de la couche interne du cœur est particulièrement dangereuse. La maladie évolue d'une manière tragique lorsque le système nerveux central (Mononeuritis multiplex) est également touché. Elle peut provoquer un changement de comportement du sujet ou occasionner une épilepsie.

La **dermatomyosite** est une forme particulière des connectivites. Elle est aussi appelée polymyosite. Il s'agit d'une atteinte étendue de la musculature locomotrice associée à une rigidité douloureuse et à des malaises. La peau est également touchée jusqu'à 60% par des inflammations dans différentes régions du corps.

La dermatomyosite est plus rare que le lupus érythémateux (environ 4 malades par année pour 1 million d'habitants). Elle est souvent déclenchée par des médicaments ou par des infections. Chez les personnes âgées, un cancer est souvent à l'origine de cette affection inflammatoire. La maladie débute d'une manière sournoise comme le lupus érythémateux. En outre, un tiers environ des patients souffre d'inflammations articulaires relativement bénignes.

La **panartérite** (Panarteritis nodosa PAN) peut être également classée parmi les connectivites. La maladie se manifeste, dans plusieurs organes, par des inflammations noueuses des tuniques de la paroi des artères de taille moyenne. La PAN occasionne une perte de poids et de la fièvre. On distingue une forme bénigne, qui se déroule avant tout dans la peau et la musculature, et une forme extrêmement dangereuse avec des atteintes à différents organes. Heureusement, elle est plus rare que la polyarthrite.

Il existe une forme de connectivite qui provoque une inflammation et des lésions cicatricielles rétrécissant le tissu conjonctif en différentes régions de la peau. Elle est appelée **sclérodermie** ou sclérose systémique progressive (SSP). Les processus de l'atrophie sclérodermique se manifestent également dans la capsule des articulations, les poumons, le cœur, les reins et souvent aussi dans les artères de petite et moyenne taille des différents organes.

La maladie est 4–5 fois plus fréquente chez la femme que chez l'homme. Elle débute le plus souvent entre 30 et 50 ans. Elle touche 5–12 sujets par année sur 1 million d'habitants. La forme qui se caractérise par un dépôt de calcaire dans les foyers inflammatoires de la musculature associée à des troubles de la déglutition, à des lésions cicatricielles de la peau sur les doigts, à des décolorations et engourdissements des doigts liés au froid (phénomène de Raynaud) a une évolution un peu plus favorable et est dénommée C.R.E.S.T. syndrome.

La polymyalgie rhumatoïde

La polymyalgie rhumatoïde est une affection inflammatoire chronique générale qui s'observe chez les personnes âgées. Elle se traduit par un état de faiblesse extrême, par une rigidité douloureuse des épaules et des hanches ainsi que par une asthénie. Elle touche environ deux fois plus de femmes que d'hommes et se déclare généralement après la soixantaine. Un sujet sur 20'000 habitants est frappé par cette maladie par année. Elle est caractérisée par de la fièvre, par des états asthéniques, une perte de poids, des dépressions, des maux de tête, par une rigidité matinale ainsi que par une sensation prononcée d'être malade.

La polymyalgie associée à une artérite temporale (maladie de Horton) est apparentée à cette maladie. Elle touche les artères temporales et se manifeste par des maux de tête intenses localisés au niveau des tempes et par des troubles de la vue.

La goutte

Elle appartient à la famille des arthrites cristallines, maladies caractérisées par des dépôts de cristaux d'acide urique dans les articulations. C'est la raison pour laquelle cette maladie est aussi appelée Arthritis urica.

La goutte touche environ 0,3% de la population et atteint essentiellement les hommes après la trentaine. Chez les femmes, la goutte apparaît seulement après la ménopause. Elle est due en général à un excès de viande. Il est plutôt rare qu'elle soit la conséquence de maladies congénitales du métabolisme ou d'une désagrégation des tissus cellulaires suite à d'autres maladies.

Une crise de goutte aiguë débute généralement avec violence durant la nuit et atteint dans la plupart des cas une articulation, le plus souvent l'articulation de base du gros orteil. En l'absence de traitement, la crise de goutte provoque des douleurs extrêmement vives, elle dure plusieurs heures, voire des jours et disparaît sans laisser de trace. Les bases osseuses des tendons, les gaines tendineuses ou les bourses séreuses peuvent également être touchées. En outre, environ un cinquième des malades souffre simultanément de calculs rénaux liés à une surproduction d'acide urique.

Nous citerons encore la chondrocalcinose comme autre exemple d'atteinte rhumatismale provoquée par un dérèglement du métabolisme. Cette affection est caractérisée par l'incrustation de cristaux de phosphate de calcium dans les articulations et touche généralement les personnes âgées.

Elle est extrêmement fréquente: 6% des sujets âgés de plus de 60 ans et 30–60% des sujets âgés de plus de 90 ans en sont atteints.

Le rhumatisme des parties molles

C'est ainsi que l'on nomme les inflammations dégénératives des tissus avoisinants une ou plusieurs structures articulaires ou tendineuses, telles que le «tennis elbow» (Epicondylitis radialis) ou la périarthropathie de l'épaule (Periarthropathia humeroscapularis). Le syndrome des sus-épineux (douleurs chroniques dans l'angle supérieur interne de l'omoplate) ou le gonflement des doigts, suite à une inflammation de la gaine synoviale (ténosynovite), est également à classer, entre autres, parmi les rhumatismes des parties molles.

Parmi ceux-ci, on distingue le **rhumatisme généralisé des parties molles** (syndrome restrictif consécutif à une fibrose), un état douloureux inflammatoire général du tissu conjonctif associé à une sensibilité à la pression ou voire même au toucher. Parmi les maladies rhumatismales, on trouve également l'affection inflammatoire du tissu adipeux sous-cutané (la panniculite), couramment appelée la cellulite et souvent soignée dans les salons de beauté.

Les arthrites infectieuses

Ces maladies sont des atteintes articulaires inflammatoires dues à des germes infectieux. Elles doivent être rapidement diagnostiquées et traitées car elles peuvent entraîner une destruction des structures articulaires. Dans ce cas, en plus des différentes bactéries, une tuberculose ne peut pas être totalement exclue de prime abord. Sous certaines conditions, les atteintes articulaires peuvent être dues à des champignons ou à des virus.

La **fièvre rhumatoïde** peut apparaître après une infection aux streptocoques des amygdales palatines ou après une infection des dents. Hormis les articulations, l'inflammation peut également atteindre les reins, le cerveau et les valvules du cœur, et provoquer en partie des lésions irréversibles. La fièvre rhumatoïde affecte surtout les enfants. A la suite d'infections les plus diverses ou de diarrhées, des symptômes rhumatismaux bénins (rhumatoïdes) ou des symptômes à évolution grave peuvent se manifester.

L'arthrose

Elle est la plus fréquente des maladies rhumatismales. 50% des adultes en sont touchés. Il s'agit d'un processus chronique dans le tissu conjonctif qui entraîne une dégénérescence et usure du cartilage articulaire. Plus le tissu cartilagineux s'amincit, plus les atteintes inflammatoires douloureuses s'intensifient dans et autour des articulations. Lorsque la maladie a atteint un stade avancé, l'os situé dans le voisinage de l'articulation est également altéré. Il développe des excroissances et dégénère. Il existe une prédisposition héréditaire à l'arthrose. Pourtant, dans la plupart des cas, cette maladie est la conséquence d'une malnutrition générale. Les noyaux rhumatoïdes se manifestent essentiellement dans les articulations du bout des doigts.

Le traitement des maladies rhumatismales

La structure des aliments, des repas et du mode de vie

Comme nous ne sommes pas en mesure d'expliquer l'énergie thérapeutique des crudités végétales vivantes avec la valeur calorifique des substances nutritives, Bircher-Benner, pour la première fois, appliqua à l'alimentation le deuxième théorème de la thermodynamique qui est reconnu dans tous les domaines de la physique. La teneur en énergie hautement ordonnée de l'alimentation est cruciale pour l'effet ordonné, et par conséquent thérapeutique, déployé dans le système biologique de l'organisme humain. Seules les formes énergétiques hautement ordonnées sont capables de mémoriser des informations.

Dans le calcul des calories qui est pourtant caduc depuis de nombreuses années, mais qui sert encore de base de nos jours on tient uniquement compte de l'énergie calorifique des aliments. L'énergie calorifique est une énergie désordonnée. C'est pourquoi la physique la qualifie d'énergie chaotique. Elle n'est nullement en mesure d'emmagasiner des informations et ne peut par conséquent produire un effet ordonné et par-là thérapeutique dans l'organisme. La recherche en biologie moléculaire (Pischinger, Heine, 1991) a démontré que l'information, exactement comme dans le domaine informatique, était la seule possibilité d'apporter une énergie biologique ordonnée et de ce fait une énergie thérapeutique dans un système biologique, c'est-à-dire notre organisme.

L'accumulation de lumière dans les tissus végétaux postulée par Bircher-Benner a été confirmée par les recherches scientifiques en biologie cellulaire. Suite à la découverte du rayonnement ultrafaible des tissus végétaux par le biologiste russe Gurwitsch, des recherches sur l'emmagasinage des photons dans les tissus végétaux ont été entreprises dans plusieurs centres de recherches du monde entier. Grâce à ces travaux, il a pu être démontré que l'intérieur de la cellule végétale correspond à un immense espace lumineux et que des maladies, telles que l'hépatite B, se transmettent par la perturbation des spectres lumineux naturels des cellules humaines, sans contamination quelconque par un virus. Les enzymes du métabolisme cellulaire déploient une activité plus intense (facteur 10^{10}) par des spectres lumineux appropriés dans le champs des rayons ultraviolets que par l'apport de chaleur.

L'accumulation de la lumière dans le tissu cellulaire se trouve dans le champs des rayons ultraviolets et n'est, par conséquent, pas perceptible pour l'œil de l'homme. L'accumulation la plus intense se produit dans la substance génétique, c'est-à-dire dans la double spirale de la molécule géante de la substance génétique. La lumière projetée de l'extérieur dans la cellule est multipliée par un facteur de 10^{40}, tel un laser. La capacité de la cellule à emmagasiner la lumière est appelée aujourd'hui la qualité de résonateur. Le biologiste cellulaire et scientifique Michailova s'est exprimé ainsi dans la préface de son livre consacré à ses expériences: «La biologie actuelle a remporté des succès retentissants en matière de compréhension des particularités essentielles de la vie. Comme l'expérience l'a démontré, cela ne dépend pas uniquement de l'enregistrement des fonctions du métabolisme, mais aussi de l'analyse de la transmission des informations dans les systèmes biologiques (...) L'importance de la transmission des données en ce qui concerne la conservation, mais aussi la destruction des structures cellulaires se révèle incontestablement dans les expériences décrites.» Ces expériences traitent des accumulations de la lumière et du rayonnement lumineux des cellules.

L'accumulation de la lumière dans l'alimentation végétale, sa transmission à l'organisme humain et son effet ordonné, c'est-à-dire thérapeutique, telle qu'il figure au centre de la théorie de l'alimentation de Bircher-Benner, occupent une place privilégiée dans le domaine de la recherche biologique cellulaire.

Bircher-Benner a classé les aliments d'après leur contenu en effets ordonnés et thérapeutiques dans trois groupes:

1er groupe: les accumulateurs de 1er ordre : ce sont des aliments qui peuvent être consommés à l'état naturel. Parmi ceux-ci figurent les fruits, les baies, les racines, les salades, les noix, les amandes, les grains de céréales et les châtaignes, ainsi que le lait maternel. Cette catégorie d'aliments produit l'effet ordonné, et par conséquent thérapeutique, le plus intense dans l'organisme.

2ème groupe: les accumulateurs de 2ème ordre : ce sont des aliments dont la composition est modifiée soit par une nécrose, soit par un échauffement des cellules. Parmi ceux-ci, on trouve le pain, les légumes de toutes sortes, les pommes de terre, les mets de céréales cuits ou apprêtés au four ou les fruits cuits, le lait cuit, les fromages frais, le séré, le beurre et les œufs.

3ème groupe: les accumulateurs de 3ème ordre : ce sont tous les aliments dont les cellules sont déjà mortes depuis longtemps ou qui ont poussé sur des substances en décomposition, tels que les champignons, la viande et les poissons de toutes sortes et préparés de diverses manières, ainsi que les fromages mûrs et le lait UHT.

Une alimentation qui est uniquement constituée d'aliments du 1er groupe produit, par expérience, le plus grand effet thérapeutique, pour autant que ces denrées alimentaires soient consommées dans toute leur fraîcheur et à l'état vivant.

Pour maintenir la santé, il est nécessaire de commencer par les aliments du 1er groupe, à raison d'au moins 70% à l'état frais et cru. Nous atteignons cet objectif sans grande contrainte si nous commençons les repas par des fruits et des noix, puis des salades, pour terminer finalement par les mets chauds. Les fruits atteignent directement le duodénum en se glissant le long de la paroi de l'estomac tant que celui-ci est vide. Les expériences ont démontré que les fruits régulent alors d'une façon vigoureuse la flore des bactéries intestinales. Les mets crus et à plus forte raison les mets cuits consommés à la suite restent plus longtemps dans l'estomac. Nous pouvons comparer l'intestin dans cette situation à une ligne de train. Il va de soi que nous n'enverrions pas un omnibus avant le train direct sur le même trajet.

Lorsque les aliments sont consommés dans cet ordre (fruits, salades, mets cuits), il apparaît qu'il n'est pas nécessaire de séparer les mets selon la manière proposée par Hay. Le corps humain prépare le travail de digestion pour les mets que nous absorbons en début de repas. Les aliments que nous mangeons en premier sont utilisés d'une manière plus avantageuse.

Le repas principal de la journée devrait, pour autant que cela soit possible, être pris à midi. Il devrait être accompagné de deux repas légers et frugaux le matin et le soir. Le système digestif a besoin de repos. Des collations intermédiaires ne sont en principe pas nécessaires. Lorsque le besoin de s'alimenter se fait ressentir, les fruits sont tout à fait recommandés. Les repas peuvent être apprêtés avec simplicité, mais ils doivent toujours être préparés avec des ingrédients frais et présentés d'une manière plaisante.

L'activité spontanée du système végétatif et des glandes hormonales se soumet d'une façon stricte au rythme journalier dans la nature. Le matin, les valeurs hormonales sont basses. En suivant la position du soleil, ces valeurs augmentent progressivement et atteignent leur maximum à midi. A l'approche du soir, les fonctions du corps se ralentissent.

Pendant toutes les périodes de réveil et de sommeil, nos organes, ainsi que les cercles des fonctions des couches externes de notre corps qui sont coordonnés avec ces organes (certaines couches musculaires et tendineuses qui sont en relation avec l'organe concerné), ont leurs phases d'activité et de repos particulières. De plus, ils subissent une influence réciproque, de telle sorte qu'un système organique qui n'est pas suffisamment reposé entraîne irrémédiablement une faiblesse dans un autre système organique situé dans son voisinage. Les phases d'activité et de repos successives sont soigneusement réglées les unes sur les autres.

Cette rythmicité circadienne est présente chez tous les êtres vivants et est profondément enracinée. Elle régule toutes les fonctions de notre corps et ordonne les fonctions quotidiennes. Nos émotions, telles que le plaisir, la peur, l'anxiété, la colère et la tristesse, dépendent aussi de ces processus de régulation quotidiens. Suivant les heures de la journée, l'une ou l'autre de ces sensations peut nous envahir d'une manière proche ou lointaine. Les phases de sommeil et de rêve se comportent d'une façon analogue.

La rythmicité quotidienne sous cette forme a également une grande incidence sur l'hygiène psychique et sur le maintien de la santé psychique. La fonction des processus de régulation est d'une importance vitale. Mais ces processus sont très sensibles aux perturbations. Nous ne pouvons pas les manipuler et les ignorer sans conséquences. En le faisant tout de même, nous affaiblissons chaque jour la force thérapeutique qui habite en nous.

L'élimination des sources infectieuses et des foyers de métaux lourds

Déjà en 1938, Bircher-Benner remarqua qu'il y avait toujours des personnes qui se trouvaient dans l'impossibilité de réagir au régime diététique. On rencontre une résistance à la thérapie aussi prononcée lorsque le patient a déjà perdu sa capacité biologique de régulation. Dans la plupart des cas, nous nous trouvons en face d'un foyer infectieux, le plus souvent dans la région dentaire ou des amygdales. La réaction de blocage se manifeste de la même façon que pour la thérapie nutritionnelle, dès l'instant où l'on tente d'appliquer une thérapie régulatrice, telle que l'homéopathie ou l'acupuncture.

En présence d'une telle évolution, un assainissement conséquent dans le sens de l'Ecole de thérapie neurale (Huneke, Hopfer, Bergsmann, 1991; Perger, 1991; Dosch, 1986) doit être effectué. Dans la région dentaire, les foyers infectieux ainsi que les amalgames doivent être éliminés.

L'empoisonnement chronique de la population avec des métaux lourds, en particulier avec le mercure contenu dans les amalgames de plomb, pose encore maintenant un problème médical et politico-sanitaire colossal et il n'est pas étonnant de constater à quel point on tente de nos jours encore d'ignorer ce thème. Il y a déjà plus de 200 ans que les amalgames pour les obturations dentaires sont interdits en Chine. Lorsque cette pratique fut à nouveau introduite en médecine dentaire pour des raisons économiques au début du siècle passé, Bircher-Benner figurait parmi les adversaires acharnés.

N'est-il pas très étonnant, pour ne pas dire absurde, qu'aucune trace de mercure ne doit se trouver aujourd'hui dans nos poubelles, alors qu'il est toujours permis par contre de poser des amalgames contenant du mercure en grande quantité?

L'émail des dents n'est pas une substance morte, encore moins la dentine qui se trouve dessous. Ces deux éléments sont infiltrés par la substance fondamentale du tissu conjonctif lâche. L'émail dentaire dur et blanc est également constitué de milliers de canaux d'une extrême finesse. C'est par l'intermédiaire de ces petits canaux que l'émail est alimenté et maintenu en bonne santé. Les métaux lourds accèdent à la racine dentaire et dans le sang par la substance fondamentale du tissu conjonctif lâche. Ils se déposent dans tous les tissus, particulièrement dans les os et les ganglions nerveux, et entraînent progressivement un blocage de la régulation corporelle. Dans le chapitre sur l'homéopathie, une partie est consacrée aux troubles provoqués par un foyer de métaux lourds et le rôle qu'il exerce conjointement dans les affections rhumatismales. La maladie provoquée par des intoxications dues aux métaux lourds est généralement neutralisée sur une longue période. Très souvent, pour des raisons tout à fait différentes, par exemple lors d'un choc psychique, d'une infection ou d'un accident, le système de régulation s'effondre. Le sujet touché sombre dans une dépression psychique liée à un épuisement physique grave qui est souvent mal interprétée, car on ne dépiste que la cause qui a provoqué cet état et non la cause fondamentale. Dans cet état de décompensation, on se trouve en règle générale en présence de troubles rhumatismaux importants.

Dans ce cas, une élimination des amalgames doit être entreprise pas à pas et avec beaucoup de précaution car en enlevant les plombages d'autres effets liés au mercure peuvent se libérer. Pendant ce traitement, le corps a besoin de sélénium, de zinc et d'un apport complémentaire en vitamines A, C, D et E.

Certains alliages d'or dentaire contiennent aussi du cadmium ou du palladium, deux métaux hautement toxiques. Ces plombages ou couronnes doivent également être changés. Après avoir procédé soigneusement à l'extraction de tous les plombages, les métaux lourds doivent être éliminés des tissus sous contrôle minutieux, à l'aide de chélateurs ou de préparations homéopathiques en dilutions croissantes. Dans ce cas, on parle d'une détoxication. Déjà durant cette période, il est vivement conseillé de suivre le régime diététique contre le rhumatisme et d'absorber suffisamment de liquide.

Les racines de couronnes élaborées sur des dents mortes sont souvent la source de foyers infectieux qui attaquent l'os et dont les germes de putréfaction dégagent des substances hautement toxiques. Ces foyers infectieux doivent être dépistés systématiquement par des médecins dentistes ayant suivi une formation poussée. Dans la plupart des cas, la dent doit ensuite être extraite. Parfois, il suffit de pratiquer une résection, c'est-à-dire une petite intervention chirurgicale, par laquelle on enlève avec précaution la pointe de la racine dentaire ainsi que le foyer infectieux, en accédant par la mâchoire.

Après l'assainissement réussi des sources infectieuses et des foyers de métaux lourds, on peut s'attendre à ce que le régime diététique thérapeutique porte ses fruits.

Bircher-Benner considérait avec raison l'intestin en soi comme un propre foyer, un propre champ perturbateur. La muqueuse intestinale, dont la surface correspond environ à celle d'un préau d'une école, est composée de multiples plis minutieusement ordonnés et tapisse l'intérieur du tube digestif. Elle est constituée de follicules lymphatiques, de petits champs de cellules lymphatiques qui permettent de faire la distinction entre la propre substance de l'organisme et celle formée d'agents étrangers présents en permanence dans le tube digestif.

L'examen de la muqueuse intestinale a révélé qu'après chaque consommation d'aliments cuits, et particulièrement lors de la consommation d'aliments d'origine animale, une quantité extrêmement importante de globules blancs contenus dans le sang se déplace dans la muqueuse intestinale. Leur rôle est de distinguer les substances propres des corps étrangers à notre organisme. Ils jouent également un rôle dans la défense contre les éléments nutritifs nuisibles à notre organisme. La leucocytose intestinale qui survient après le repas est suivie d'une leucocytose sanguine, c'est-à-dire d'une augmentation considérable des globules blancs dans le sang.

Il est intéressant de constater qu'après l'absorption d'un repas composé uniquement de crudités végétales, ces leucocytoses ne se rencontrent absolument pas dans l'intestin et le sang. Ces observations renforcent encore l'hypothèse que l'alimentation à base de crudités végétales est l'alimentation phylogénétique originelle.

Avec la dénaturation croissante des composants de notre alimentation, la leucocytose digestive augmente. Cet accroissement est également observé lors d'absorption de protéines d'origine animale. Nous expliquons ce phénomène par le fait qu'il est très difficile pour notre organisme de dissocier les protéines étrangères d'origine animale, qui surchargent notre système immunitaire, de nos propres protéines.

La surface de la muqueuse intestinale est constituée de multiples points de liaison pour certaines sortes de bactéries. Elle est recouverte, lorsqu'elle est en bonne santé, d'une microflore composée de bactéries bien précises, tel un immense champ de fleurs. Sans cette flore intestinale, nous ne pourrions pas survivre. Une alimentation riche en protéines provoque une putréfaction intestinale. L'environnement intestinal empêche le développement de bactéries physiologiques et permet progressivement une prolifération de bactéries infestées causant une décomposition. Avec le temps, l'organisme perd sa capacité de discernement. Des agents étrangers parviennent dans le sang ainsi que dans les tissus et provoquent des allergies et des intoxications dues à des substances toxiques résultant de bactéries en putréfaction, de champignons et d'éléments nutritifs pourris. Le foie, qui reçoit quotidiennement ces substances toxiques par les veines portes et qui doit les filtrer, est surchargé et se détériore. La bile sécrétée par le foie baisse de qualité, ce qui rend la digestion des aliments encore plus mauvaise. Une alimentation mal équilibrée engendre un cercle vicieux entre les intestins et le foie et crée une surcharge de la circulation hépatoentérique. Un intestin ayant subi une lésion aussi grave se comporte dans l'organisme comme un foyer infectieux considérable, comme un important champ perturbateur. L'alimentation exclusivement composée de légumes et de fruits crus et frais est non seulement la seule, mais encore la thérapie la plus efficace et éprouvée dans cette situation. Une bonne santé de l'intestin est la condition fondamentale pour la guérison de toutes les formes de maladies rhumatismales.

La physiothérapie

Dans le contexte de ce manuel, nous n'aborderons ce procédé thérapeutique que d'une façon sommaire et incomplète.

La kinésithérapie
Elle a avant tout trois buts:

1. Au stade inflammatoire de la maladie, la physiothérapie peut contribuer à soulager les douleurs. Dans ces cas, les compresses et les enveloppements s'avèrent très efficaces.

2. La mobilité des articulations doit être maintenue et à nouveau rétablie. Suite à une inflammation du tissu conjonctif lâche, la capsule articulaire touchée présente des cicatrices plus ou moins importantes. Lorsqu'on bouge l'articulation, elle n'est certes plus douloureuse. Par contre, comme la capsule s'est rétrécie, les cartilages des surfaces articulaires perdent leur propriété de glissement. Ils sont mal positionnés les uns par rapport aux autres. Par conséquent, les articulations se coincent ou craquent très souvent lorsqu'on tente de les bouger. Vous pouvez éviter ces blocages articulaires en tirant vigoureusement sur les extrémités des membres atteints tout en exécutant le mouvement. En effectuant précautionneusement et soigneusement ces exercices plusieurs fois par jour, vous ressentirez très vite un soulagement dans l'articulation atteinte. Le physiothérapeute spécialisé en thérapie manuelle vous montrera comment exécuter ce mouvement qu'il accomplira lui-même avec beaucoup d'adresse. Lorsque la capsule articulaire est fortement indurée et lésée par des cicatrices, une thérapie neurale pratiquée dans la capsule articulaire tous les quinze jours s'avère efficace.

Les muscles (permettant la mobilité) d'une articulation atteinte sont constamment frappés de paralysie du fait qu'ils sont trop ménagés lors des périodes de douleurs. Le physiothérapeute vous montrera des exercices raffermissants (isométriques).

A la vérité, on distingue encore un autre type de musculature. Chaque muscle de notre corps qui assure un maintien correct et statique en fait partie. Ces muscles se rétrécissent en l'absence de mouvement et d'extension. Des nœuds indurés et très douloureux se forment alors. Dans ces cas, le physiothérapeute va pratiquer avec précaution et avec votre collaboration une extension progressive de la musculature.

La technique neuromusculaire de la thérapie manuelle peut être d'une grande aide dans ces cas, particulièrement quand les articulations sont encore douloureuses. Les durcissements douloureux de la musculature, très souvent liés à un état d'irritation de la racine des tendons s'insérant sur l'os, peuvent être traités par le moyen thérapeutique des ultrasons. La thérapie neurale s'avère cependant beaucoup plus efficace dans cette situation.

Dès l'instant où toutes ces irritations ont été traitées avec efficacité, la mobilité peut alors être accrue et maintenue.

3. Une tenue statique correcte et une démarche assurée se perdent en présence d'un état rhumatismal. Elles peuvent et doivent être réapprises. Cependant, ceci n'est possible que lorsque les articulations sont suffisamment mobiles.

L'hydrothérapie
Au stade inflammatoire de la maladie, des compresses froides sont indiquées. Mais, chaque patient est mieux à même de juger quelle application est pour lui la plus appropriée (chaude ou froide).

Des applications froides de longue durée n'ont un effet anti-inflammatoire qu'au stade aigu de la maladie. Une douche très courte avec de l'eau froide (jets d'eau) active la circulation et provoque un réchauffement intérieur profond, pour autant que les parties aspergées du corps et tout le corps aient été auparavant maintenus au chaud. Les jets froids n'ont un effet bénéfique que si le corps a été au préalable profondément réchauffé sous la douche ou dans le bain ou si la peau a été frottée à l'état sec avec une brosse. Lorsque vous vous sentez dans un état d'affaiblissement, la prudence est de mise car la stimulation par le froid ne doit pas durer trop longtemps.

Au stade inflammatoire du rhumatisme, des lavages avec une lavette mouillée à l'eau froide, des enveloppements froids avec des feuilles de chou blanc, des compresses de séré ou des jets d'eau froide d'une durée d'une seconde effectués après s'être suffisamment réchauffé ont un effet bénéfique.

Lorsque l'inflammation est déjà dans un stade nettement moins aigu (moins chaud), des bains locaux ou complets additionnés de 10 gouttes d'essence de lavande ou de genièvre peuvent apporter un soulagement, car ils activent la circulation des tissus lésés. Afin de favoriser la circulation, on peut terminer le bain avec un jet d'eau froide de courte durée.

En présence de douleurs rhumatismales non inflammatoires, des compresses de vapeur ou l'application d'un coussin de fleurs des champs s'avèrent efficaces.

Pour tous les enveloppements, il est nécessaire d'appliquer, autour de la région enveloppée, une protection en plastique ou en caoutchouc imperméable à l'humidité et de rajouter par-dessus encore une couverture en laine. Il est conseillé de laisser agir les compresses à l'eau froide jusqu'à ce que l'on ressente un réchauffement intense en profondeur à l'emplacement traité. Par contre, les compresses chaudes doivent être retirées avant qu'elles ne se refroidissent. Puis, on enveloppe la région traitée d'un linge pour la maintenir au chaud et l'on recouvre le corps entier d'une couverture.

Après toutes les applications à l'eau, il est recommandé de se reposer dans une position allongée pendant une demi-heure à trois quarts d'heure. Avant d'appliquer une nouvelle compresse, il faut attendre que l'effet de la compresse précédente se soit estompé.

L'enveloppement de feuilles de chou
L'application externe d'enveloppements de feuilles de chou remonte à l'Antiquité. Lorsqu'il est appliqué sur la peau, le chou a la propriété d'absorber même les substances inflammatoires logées au plus profond des tissus. Il a un effet antiseptique et anti-inflammatoire.

Voici comment procéder: choisir des feuilles fraîches de chou (chou frisé, chou blanc), ôter soigneusement les tiges et les nervures épaisses, puis presser les feuilles à l'aide d'une bouteille jusqu'à ce qu'une forte odeur de chou s'en dégage. Ensuite, appliquer cette bouillie directement sur la peau et envelopper le tout d'un linge sec. Puis, couvrir la région traitée d'une protection en plastique et mettre une couverture en laine par-dessus. Laisser agir la compresse jusqu'à ce que les feuilles aient bruni. Cela peut durer une heure, voire plusieurs heures. Après chaque retrait ou renouvellement de l'enveloppement, laver soigneusement l'emplacement et frictionner délicatement la région traitée avec de l'huile d'amandes.

La compresse de séré (antiphlogistique médicinal)
Indications: état inflammatoire des articulations, des veines ou de la peau, respectivement contusion aiguë ou entorse.

Effets: absorbe la chaleur des tissus, anti-inflammatoire, fait diminuer l'enflure, soigne la peau. Utilisé en application externe, le séré exerce une action anti-inflammatoire en extrayant des substances inflammatoires acides des tissus malades. Bien que la compresse soit posée à la température du corps, elle donne une sensation de fraîcheur. Cette compresse doit être appliquée plusieurs heures. Elle est uniquement indiquée pour des cas d'inflammation lorsque le patient demande ou ressent un besoin de fraîcheur. Avant l'application des compresses de séré, le patient doit être bien réchauffé. On enduit un linge de coton d'une couche de séré d'un demi-centimètre que l'on applique ensuite autour de l'articulation enflammée et que l'on bande sans trop serrer avec une bande de gaze. On recouvre le tout d'une protection imperméable à l'humidité et d'une couverture de laine.

L'argile
L'argile est extraite des couches profondes du sol et est généralement de couleur grise, gris-brun ou gris-vert. Elle est alcaline et essentiellement composée de sels de silice et d'aluminium. En outre, elle est très riche en calcium, en magnésium, en fer et autres substances minérales.

Descriptions de quelques applications à l'eau et enveloppements

Indications

Description de la maladie	Application
Inflammation articulaire aiguë (uniquement après diagnostic médical)	Compresse de séré Compresse d'argile
Inflammation articulaire subaiguë	Enveloppement de feuilles de chou
Douleurs articulaires chroniques (arthrose)	Coussin de fleurs des champs, application de boue
Etat de contracture aigu de la nuque (torticolis). Lumbago	Affusion sur la nuque Affusion dans la région lombaire, selon Kneipp
Douleurs chroniques provoquées par des contractures	Compresse de vapeur selon Kneipp Affusion sur la nuque selon Kneipp Affusion dans la région lombaire selon Kneipp
Maladies chroniques musculaires et articulaires d'origine non inflammatoire, durcissement musculaire	Jets d'eau éclair (à appliquer uniquement dans le cadre d'une cure thérapeutique constitutionnelle et sous contrôle médical)

Indications
Les compresses froides sont indiquées pour des affections inflammatoires aiguës (les articulations, les bourses séreuses, le cou, la poitrine, les piqûres d'insecte, la ténosynovite, la phlébite, l'inflammation des varices, l'entorse aiguë, l'acné (masque de beauté), le panaris, le furoncle, les abcès qui sont sur le point de sauter vers l'extérieur, les oreillons). En cas d'inflammation de la gorge ou des sinus, les compresses d'argile doivent être chaudes.

On trouve de la terre d'argile sous forme de poudre ou de pâte huileuse. Elle ne peut être utilisée qu'une seule fois. L'argile se mélange avec de l'eau à l'aide d'une cuillère en bois. On y ajoute un peu de vinaigre de pomme pour renforcer son effet rafraîchissant.

Pour absorber les substances inflammatoires ou le pus, il est conseillé de verser quelques gouttes d'essence de lavande médicinale dans la terre d'argile. Au lieu d'utiliser de l'eau, on peut aussi délayer la terre d'argile dans une infusion de fleurs des champs. La pâte d'argile ainsi obtenue est badigeonnée en couche de 1 cm sur une compresse de gaze que l'on replie et que l'on pose sur la partie à traiter. Plus la couche est épaisse, plus l'effet rafraîchissant de l'argile est intense. Pour les compresses chaudes, la pâte d'argile est chauffée au bain-marie. Afin d'éviter tout risque de brûlures, il est impératif de contrôler la température de la compresse sur la partie supérieure du bras. Il faut absolument tenir compte que les petits enfants peuvent déjà subir de graves brûlures dès 40 °C.

Les fleurs des champs (le coussin de fleurs des champs, «la morphine de la médecine curative»)
Le coussin de fleurs des champs est composé d'un mélange de fleurs et de graminées cueilli dans un champ sain, c'est-à-dire plus précisément ce qui reste dans le fenil après avoir enlevé le foin. L'utilisation de la fleur des champs comme moyen thérapeutique a été maintenue en rhumatologie générale dans les cliniques universitaires. Dans les centres de cure pour rhumatisants, elle est indispensable au même titre que la camomille en chirurgie et pour le traitement des brûlés.

Les huiles essentielles des fleurs des champs produisent un effet stimulant sur l'irrigation sanguine de la peau et par-là même aussi un effet stimulant sur des systèmes d'organes qui ont une relation réflexive avec la région cutanée traitée. La fleur des champs peut être utilisée comme lotion de bain. L'effet le plus intensif est cependant ressenti lorsqu'on applique les fleurs des champs directement sur la peau dans un coussinet. La température de ce coussinet aux propriétés calmantes doit être adaptée au vœu du patient. Pour déployer toute son efficacité, ce coussinet de fleurs des champs doit être posé 1–2 heures par jour. Les personnes sujettes à des allergies au pollen de graminées ne doivent pas préparer le coussinet eux-mêmes. En humidifiant le coussin de fleurs, il est généralement mieux toléré par les personnes souffrant d'allergies. On peut acheter une préparation de fleurs des champs en pharmacie et l'envelopper dans un lange de gaze. On peut également se procurer des coussinets de fleurs des champs déjà tout prêts à l'emploi. Pour les réchauffer, on les mouille avec de l'eau chaude. Sur le coussin, on pose une couche imperméable à l'humidité que l'on recouvre d'une couverture de laine. La fleur des champs est donc particulièrement appropriée pour toutes les zones douloureuses lors d'affections rhumatismales moins aiguës.

Le fango (la boue)
Cette substance brunâtre est d'origine volcanique. Cette matière a la propriété d'absorber la chaleur d'une manière optimale et de l'emmagasiner pendant un

long moment pour la libérer ensuite. Les cataplasmes de fango sont indiqués pour toutes les inflammations rhumatismales chroniques qui réagissent positivement à la chaleur humide directe. Pour réchauffer la compresse, celle-ci doit être plongée pendant 15 minutes environ dans l'eau portée à ébullition. Avant de l'appliquer sur le corps, il faut tester sa température sur l'avant-bras (danger de brûlures!). Souvent, il arrive que l'on ressente une sensation de chaleur trop intense seulement après avoir posé l'enveloppement sur l'endroit à traiter. Il faut absolument éviter cette situation. On retire le cataplasme de fango dès que l'on ressent une perte de chaleur sensible.

Les affusions sur la nuque selon Kneipp
Indications: raideur aiguë des vertèbres cervicales, contracture musculaire chronique de la nuque, maux de tête provoqués par une crispation, mélancolie, sensibilité aux changements de temps, perception d'une sensation sonore chronique, bourdonnement d'oreilles, migraines, maux de tête artériels.

Contre-indications: glaucome, cataracte, hypertension, maladies de la glande thyroïde, insuffisance cardiaque, fortes douleurs lombaires.

Les affusions procurent un effet bienfaisant sur la musculature. Elles favorisent l'irrigation de la tête et soulagent les crampes vasculaires.

Voici comment procéder: à appliquer uniquement lorsque le corps est suffisamment réchauffé. S'agenouiller sur un escabeau et pencher le haut du corps de manière à ce que les mains touchent le fond de la baignoire. Commencer par asperger la nuque et toute la partie supérieure du dos d'un jet d'eau tiède (sans pommeau), de telle sorte que l'eau puisse s'écouler par-dessus les épaules. Puis, augmenter progressivement la température jusqu'au seuil de tolérance. Simultanément, tourner délicatement, sans se crisper, la tête de côté et d'autre. Terminer cette douche locale lorsque la température a atteint environ 43 °C et lorsque la région aspergée est fortement rougie (irrigation sanguine). Ensuite, asperger cette région d'un jet d'eau froide pendant une seconde et se reposer 30–45 minutes.

Les affusions dans la région lombaire selon Kneipp
Indications: lumbago aigu, sciatique (douleurs dans la région lombaire avec ou sans irradiation dans la jambe), état de raideur dans la région lombaire.
Contre-indication: inflammations aiguës.

Effets: relaxation musculaire, soulage les crampes musculaires, effet réflexif sur les organes de l'abdomen et du bassin (stimule l'organisme et favorise d'une manière générale l'irrigation sanguine).

Voici comment procéder: s'asseoir sur un escabeau dans la baignoire. Commencer par asperger la colonne vertébrale dans la région lombaire d'un jet d'eau tiède (sans pommeau). Augmenter progressivement la température jusqu'à 43 °C. Appliquer cette douche locale quelques minutes jusqu'à ce que l'on ressente un réchauffement profond dans cette région (rougeur et irrigation intenses de la peau). Ensuite, asperger la région traitée d'un jet d'eau froide pendant une seconde et s'étendre environ trois quarts d'heure.

La compresse de vapeur selon Kneipp
Indications: état de raideur de la musculature dans la région du cou ou dans la région lombaire.
Contre-indication: état inflammatoire dans la région traitée.

Effets: relaxation musculaire, favorise l'irrigation sanguine, stimule le métabolisme, effet calmant et analgésique.

Voici comment procéder: prendre un linge de lin de la grandeur voulue, le plier en deux et le plonger ensuite dans de l'eau bouillante (danger de brûlures!). Retirer le linge de l'eau à l'aide d'un ustensile, l'essorer avec un linge de toilette et l'envelopper dans un linge de flanelle. La compresse est prête à l'emploi lorsqu'on n'éprouve plus de sensation de chaleur intense en la posant sur la partie supérieure du bras. Ensuite, poser la compresse sur la région à traiter, puis l'envelopper d'une bande élastique. Enlever la compresse dès que celle-ci s'est refroidie. Après l'application, se reposer durant une heure au moins.

Les remèdes à base de plantes contre le rhumatisme

Le médecin ayant suivi une formation en médecine naturelle vous aidera à choisir les remèdes appropriés à vos maux.

La guérison de la forme goutteuse rhumatismale peut s'accompagner d'un drainage phytothérapeutique du métabolisme par le foie et les reins. La principale phytothérapeutique concernant les maladies rhumatismales est le régime de crudités. Les teintures-mères végétales ne peuvent en aucun cas remplacer les effets d'un régime de crudités, par contre, elles constituent un appoint salutaire.

Les teintures-mères de Silybum marianum (le chardon-Marie), de Chelidonium majus (la chélidoine), de Fumaria officinalis (la fumeterre), de Petasites officinalis (le pétasite), d'Achillea millefolium (l'achillée millefeuille), de Taraxacum officinale (le pissenlit), de Quassia amara (le simaruba amer), de Solidago virgaurea (la verge d'or), de Smilax utilix (la salsepareille) et d'Ononis spinosa (la bugrane), entre autres, ont donné de bons résultats. Elles s'appliquent séparément ou mieux encore sous forme de teintures-mères mélangées en parts égales. A prendre 3 fois par jour, avant les repas, 15–20 gouttes diluées dans un verre d'eau.

Le conseil avisé d'un médecin ou d'un pharmacien est indispensable en ce qui concerne le choix de la teinture et de la posologie.

En cas **d'attaque aiguë de goutte**, le colchique d'automne (Colchicum autumnale) s'est avéré efficace. Par contre, il est fortement toxique à dose élevée et n'est délivré que sur prescription médicale.

Des états de douleurs ayant d'autres origines ne réagissent pas à ce remède.

Le Fraxinus excelsior (le frêne) que l'on retrouve dans le remède Phytodolor de la maison Steigerwald a un effet **antirhumatismal**. A dose élevée, le remède donne de bons résultats. Le genévrier (Juniperus communis) a un effet analgésique, diurétique et apaisant sur la production de suc gastrique acide. D'autre part, il fortifie le système immunitaire contre les infections. Il peut être utilisé sous forme de teinture-mère ou de «cure de petits fruits» Toutefois, le conseil avisé d'un pharmacien est recommandé. Ce remède ne doit pas être pris en cas de grossesse car il peut provoquer des fausses couches.

La Solanum dulcamara (la douce-amère) a un effet antirhumatismal et anti-inflammatoire général. Elle est dosée en teinture-mère à raison de 3 fois 15 gouttes par jour et est particulièrement indiquée lors d'arthrite psoriasique (polyarthrite combinée avec du psoriasis), puisqu'elle exerce souvent un effet favorable aussi bien sur le psoriasis que sur les eczémas.

Le Ribes nigrum (le cassis) et le Zea mays (le maïs), que l'on trouve partout sans trop de difficulté, sont très efficaces pour lutter contre le rhumatisme et contre le diabète. Ils contribuent également à abaisser la tension artérielle. En ce qui concerne le maïs, il est conseillé de cuire les grains à l'étuvée sur l'épi entier. Ces deux aliments ont un effet anti-inflammatoire lorsqu'ils sont consommés en grande quantité.

Les médicaments contre les douleurs à base de plantes peuvent contribuer à soulager le patient lors d'une crise de guérison. Nous avons déjà mentionné le Petasites officinalis (le pétasite). Prendre 3 fois 25 mg par jour sous forme d'extrait lyophilisé (Petadolor, Petaforce).

En outre, le pétasite a un effet analgésique sur le système neurovégétatif. C'est pourquoi il est particulièrement utilisé pour les maladies rhumatismales des parties molles (syndrome de la fibromyalgie).

L'aspirine, pur acide salicylique, a été fabriquée jusqu'en 1960 à partir de l'écorce de saule. L'écorce de saule a été depuis des siècles et il y a encore peu de temps un des médicaments à base de plantes les plus importants pour lutter contre les douleurs. L'écorce de saule (cortex salicis) se trouve actuellement encore en pharmacie. La substance contenue dans l'écorce de saule est la salicine dont a été extrait pour la première fois en 1938 l'acide salicylique (l'aspirine).

Le Piper methysticum a un effet **relaxant sur la musculature et possède des propriétés apaisantes**. Il soulage les douleurs lors de crises. Ne pas utiliser sans prescription médicale. L'Harpagophytum (griffe-du-diable) possède des propriétés analgésiques et antirhumatismales.
(Posologie: teinture-mère, 3 × 30 gouttes/jour).

La préparation suivante s'est avérée efficace pour les **usages externes** (excepté pour les états inflammatoires aigus):

Rp. Oleum Hyoscyami	20,0
Tintura arnicae aa	10,0
Chloroformii	30,0
Spir. Calami ad	100,0

A appliquer plusieurs fois par jour, secouer avant l'usage.

Le traitement des infections

Le défi lancé à notre corps par une maladie infectieuse représente une chance pour la régénération et le renforcement de notre système. Les réactions de notre organisme, pour autant qu'il soit suffisamment robuste, sont la fièvre, une irrigation intense du corps entier, la soif, la transpiration, ainsi qu'une forte activation de tout le métabolisme et du développement des cellules immunitaires qui sont chargées d'éliminer les agents pathogènes. La baisse de température systématique lors de maladies infectieuses à l'aide de médicaments anti-inflammatoires agit comme un «acte de sabotage» contre les efforts thérapeutiques fournis par notre organisme. De ce fait, elle devrait être évitée.

D'ailleurs, l'inefficacité «des remèdes antipyrétiques contre la grippe», tels que l'acide salicylique, le Paracetamol, etc. utilisés pour guérir les maux, a été scientifiquement démontrée. S'il n'y a pas d'affection cardiaque et que les atteintes aux articulations permettent un traitement par la chaleur (sensation agréable), un bain chaud pris immédiatement dès l'apparition des premiers symptômes grippaux, puis par la suite tous les jours, s'avère extrêmement efficace. Le système de défense de notre organisme peut être renforcé par l'absorption de jus de fruits et de légumes, ainsi que par des essences spagyriques qui stimulent la résistance de notre organisme.

La méthode thérapeutique décrite ci-dessous s'est toujours avérée efficace pour soigner les maladies infectieuses.

1) Dès les premiers symptômes, préparez une infusion de tilleul (active la transpiration) dans une bouteille thermos, mélangez avec du jus de citron frais et du miel de fleurs. Boire 2–3 litres de cette infusion par jour.
2) Après avoir bu au moins un demi–litre de tisane, préparez dès que possible un bain chaud à une température de 38 °C. Ajoutez 5 gouttes d'essence de thym et asseyez-vous dans la baignoire. Mesurez et augmentez la température progressivement jusqu'à 41 °C. Restez pendant 10 minutes et contrôlez régulièrement la température. Puis, sortez du bain sans perdre de temps (risques de vertiges en position debout) et sans vous sécher, étendez-vous sur votre lit que vous aurez au préalable recouvert d'un grand linge éponge. Enveloppez-vous dans ce linge de toilette et couvrez-vous avec un bon duvet. Souvent, sous l'effet de la chaleur et grâce à l'irrigation intense du corps entier et à l'élimination excessive de la sueur, l'organisme enraye rapidement l'infection pour autant que celle-ci soit traitée le plus tôt possible. Sinon, il est recommandé de prendre ce bain chaque jour jusqu'à la guérison complète. Après avoir transpiré au lit, essuyez-vous rapidement avec une lavette froide et reposez-vous encore un instant. En cas d'affections cardiaques, il est indispensable de consulter au préalable votre médecin traitant.

Des essences spagyriques pour lutter contre les infections

On verse 25 gouttes d'une teinture spagyrique d'Echinacea purpurea ou mieux encore d'Echinacea augustifolia dans un 1 dl d'eau tiède, on y ajoute 2 gouttes d'huile d'arbre à thé (Melaleuca), puis 5 gouttes d'une essence médicinale pure de thym et 3 gouttes d'une essence pure de menthe (Menta piperita). Les essences restent à la surface car elles ne se mélangent pas avec l'eau.

Lors d'un refroidissement bénin, rincez-vous l'arrière-bouche et la gorge 3 fois par jour avec cette mixture en prenant de petites gorgées que vous avalez ensuite. Augmentez la posologie à 5 fois par jour en cas de refroidissement plus sérieux.

Ne pas donner d'essences de plantes à des enfants en-dessous de 6 ans. Les enfants plus âgés (jusqu'à 35 kg) reçoivent la moitié de la dose et les enfants pesant plus de 35 kg, la dose entière.

L'échinacée (Echinacea) stimule les défenses immunitaires de l'organisme. Les huiles essentielles renforcent cet effet, soignent les muqueuses et luttent contre l'agression de virus et de bactéries.

Echinacin (Madaus), Echinaforce (Bioforce), Spagymum (Spagyros) peuvent être utilisés sans autre. Une préparation similaire d'une grande efficacité contenant déjà les huiles essentielles mentionnées est le remède Spagyrom de la maison Spagyros.

La thérapie homéopathique

L'homéopathie se base sur les découvertes de Samuel Hahnemann qui ont permis de développer des effets thérapeutiques immatériels à partir de certains procédés physiques de la matière. Par des dilutions graduelles et par des mixtions mécaniques intenses, une information spécifique pour la substance d'origine est emmagasinée et conservée dans la structure énergétique de la molécule d'alcool, respectivement de la molécule de glucose.

La thérapeutique homéopathique est par conséquent comparable à une sorte de disquette de programmation qui, telle une disquette utilisée dans le monde informatique, rend possible l'enregistrement d'une information ordonnée dans notre organisme. L'effet thérapeutique homéopathique n'est donc pas d'origine matérielle, c'est-à-dire qu'il n'intervient pas directement dans les processus biochimiques comme molécule ou substance, mais agit à un échelon supérieur comme impulsion ordonnée par voie électromagnétique. C'est là que se rencontrent les esprits géniaux de Bircher-Benner et de Samuel Hahnemann. Bircher entreprit pendant des décennies des recherches cliniques sur l'effet ordonné immatériel des aliments végétaux crus sur les maladies chroniques, tandis que Hahnemann consacra ses travaux à la séparation de l'information ordonnée immatérielle des substances et à l'observation systématique de l'effet rencontré, tout d'abord sur des sujets en bonne santé et par la suite sur des malades.

L'effet thérapeutique homéopathique est très spécifique. Seuls ces remèdes sont capables d'exercer l'impulsion (ordonnée) curative qui produit sur l'homme sain des symptômes semblables à ceux qui doivent être guéris chez le malade. Il va de soi qu'une recherche précise des symptômes et une compréhension fondamentale de la personnalité du malade sont une condition sine qua non pour trouver le bon remède.

L'homéopathie est un soutien précieux dans le traitement des maladies chroniques et particulièrement du rhumatisme, quand bien même elle n'élimine pas à elle seule la cause de la maladie. Celle-ci est à rechercher avant tout dans les mauvaises habitudes alimentaires de la population. En outre, une certaine prédisposition congénitale, l'engramme de la biographie personnelle et, pour une plus petite partie, les foyers infectieux, les charges de métaux lourds ou de substances nocives peuvent jouer un rôle.

En faisant appel à une thérapie homéopathique sans toutefois réaliser simultanément une réorganisation des habitudes alimentaires et du mode de vie du patient, un médecin expérimenté en médecine homéopathique classique peut obtenir une amélioration perceptible, voire même une guérison lorsque la maladie est reconnue assez tôt. Cependant, les causes n'ont pas été éliminées: la malnutrition, la putréfaction intestinale, la surcharge du tissu conjonctif par des substances nocives issues du métabolisme, le blocage des structures régulatrices de notre organisme (substance fondamentale du tissu conjonctif lâche) par lesquelles passent les impulsions énergétiques ordonnées (Pischinger, Heine, 1991). Néanmoins, bien qu'ayant obtenu une amélioration de la maladie, celle-ci continue de progresser. Le médecin homéopathe sait très bien qu'il n'a aucune chance de lutter contre l'accumulation des effets ravageurs tels que la malnutrition, les excitants et stimulants, les substances nocives, ainsi qu'une hygiène de vie malsaine.

Cependant, l'expérience a d'autre part démontré qu'en appliquant d'une manière conséquente la thérapie ordonnée et le régime alimentaire conçus par le Docteur Bircher-Benner, des formes graves de maladies rhumatismales étaient guérissables. En suivant une thérapie ordonnée en milieu hospitalier, une thérapie homéopathique ne s'avère pas nécessaire. Par contre, lors d'un traitement ambulatoire, elle est d'une aide précieuse car la poursuite d'un régime de crudités sur plusieurs semaines n'est souvent pas facilement compatible avec les contraintes de la vie professionnelle.

La multiplicité des remèdes qui entrent en ligne de compte pour un seul et même diagnostic d'une maladie correspond à l'immense diversité de l'être humain. En homéopathie, on ne traite pas la maladie à proprement parler, mais on soigne la perturbation individuelle dans la personnalité physique, spirituelle et psychique du malade. L'anamnèse et la thérapie effectuées pour chaque maladie deviennent alors un voyage fascinant agrémenté de découvertes pour le médecin et son patient, un voyage, pour autant que le médecin le réalise d'une manière précise, qui permet au patient d'acquérir une meilleure compréhension et une connaissance plus approfondie de sa personnalité et de sa maladie.

Parmi la multiplicité des médicaments homéopathiques qui ont guéri les affections rhumatismales il faut principalement citer le mercure (Mercurius solubilis). Bircher-Benner figurait déjà parmi les personnalités du monde scientifique qui ont alerté l'opinion publique au début du siècle passé sur les dangers d'empoisonnement encourus par la population par les amalgames de plomb utilisés à l'époque et contenant une concentration importante de métaux lourds. Ces métaux lourds contenus dans ces amalgames parviennent peu à peu dans le sang par l'intermédiaire de minuscules vaisseaux de la dentine et dans les intestins par la mastication et la déglutition. «L'allergie aux amalgames» qui est aujourd'hui de plus en plus reconnue dans le milieu médical dentaire n'est à proprement parler pas une allergie, mais tout simplement un empoisonnement chronique dû à ces métaux et qui correspond exactement à la symptomatique d'une intoxication au mercure et au champ d'action du remède homéopathique. Toute une série de symptômes en fait partie, à commencer par les rhumes chroniques et les inflammations des muqueuses de l'organisme entier, particulièrement des muqueuses logées aux deux extrémités du tube digestif, des muqueuses de la bouche, les inflammations des amygdales et des autres tissus lymphatiques et du rectum. Outre cela, de nombreux autres symptômes peuvent se manifester, tels que des inflammations et des dégénérescences cancéreuses des glandes lymphatiques, des inflammations de la peau (neurodermite), ainsi que des inflammations de l'ensemble du tissu conjonctif dans toutes les parties du corps et des organes avec prédisposition à la formation de pus chronique, des inflammations des capsules articulaires et du périoste, de la synoviale (membrane interne de l'articulation) et des gaines tendineuses, puis également des inflammations du périoste alvéolodentaire, de la pulpe et des dents avec prédisposition à la formation de pus et destruction de la dent. Une guérison complète des symptômes rhumatismaux, sans extraction préalable des amalgames dentaires et un assainissement des dents infectées, n'est ni possible avec une thérapie nutritionnelle à elle seule ni conjointement avec une thérapie homéopathique.

Un remède homéopathique qui s'avère efficace environ auprès d'un quart des femmes et un seizième des hommes est le Sepia. Cette information, dynamisée à partir du liquide noirâtre sécrétée par la seiche par des procédés homéopathiques, a un lien particulier avec le système hormonal et les organes de l'abdomen. Des douleurs rhumatismales périodiques qui s'aggravent pendant la grossesse ou la période d'allaitement et qui sont liées à une sensation de surmenage, de dépendance et d'exiguïté envers les membres de la famille ou les enfants, un comportement colérique et nerveux, des douleurs dues à un affaissement des organes dans la cavité abdominale, des douleurs menstruelles ainsi que des maux de tête fréquents dus aux changements de temps sont quelques-uns des symptômes principaux qui justifient le choix de ce remède extrêmement efficace pour lutter contre le rhumatisme. Les douleurs sont plus intenses au lever et s'améliorent durant la journée avec la mobilité progressive.

Un remède particulièrement indiqué pour les polyarthrites chroniques est le Natrium muriaticum. Cette dynamisation de sel de cuisine est une des nombreuses inventions géniales que l'on doit à Hahnemann. Un besoin de nourriture salée est lié dans la plupart des cas à une personnalité sensible et irritable. Du côté psychique, on est en présence d'un être accablé par des déceptions amoureuses permanentes, d'un être continuellement tourmenté par des préoccupations intérieures ayant un rapport avec son vécu et qui est incapable de s'ouvrir sur la vie et sur les relations présentes, de telle sorte qu'il est quasiment impossible de le consoler. En cas de douleurs dorsales, une position couchée sur un matelas dur apporte un soulagement. Les inflammations articulaires peuvent se manifester avec une extrême violence et se traduire par une chaleur brûlante et un gonflement dans les articulations ou par une sensation de tiraillement et de déchirement partout dans le corps. Malgré un solide appétit, le malade a tendance à maigrir, particulièrement lorsqu'il a des soucis intérieurs. Cette perte de poids débute dans le visage et sur la partie supérieure du corps.

Des distorsions et des déchirures liées à un état d'agitation, des douleurs dues au froid et des douleurs articulaires qui obligent le patient à bouger, des douleurs résultant de l'humidité et du courant d'air correspondent souvent à la description de Rhus toxicodendron. Dans ces cas-là, les douleurs articulaires s'améliorent grâce à des exercices d'assouplissement continus.

Par contre, avec Bryonia, qui est fréquemment prescrit lors de crise aiguë de polyarthrite, les douleurs inflammatoires lancinantes des articulations ou des membranes séreuses (la plèvre) s'aggravent en effectuant des mouvements.

Ces quelques exemples parmi la multitude des divers champs d'action des remèdes sont présentés d'une façon incomplète car le champ d'action d'un seul remède concerne en général plusieurs centaines de symptômes particuliers. Ces descriptions vous permettent cependant d'avoir un aperçu du monde fascinant de la nosographie en homéopathie.

La thérapie neurale selon Huneke

La thérapie neurale est une thérapie d'injections avec des anesthésiques locaux qui a atteint un degré de développement extrêmement avancé. La méthode remonte à deux médecins géniaux, les frères Huneke, qui par le fruit du hasard ont découvert l'effet régénérateur extraordinaire de l'anesthésie locale sur les tissus malades. En règle générale, l'anesthésique local injecté est la novocaïne (la procaïne®) et il ne contient aucune adjonction de cortisone ou d'autres substances. La novocaïne a l'avantage, comparativement aux anesthésiants locaux synthétisés plus tard dans l'histoire de la médecine, de ne pas insensibiliser les tissus cellulaires au-delà d'un laps de temps de 20 minutes, d'être bien tolérée, même en grande quantité, car elle ne provoque pas d'effets secondaires sur l'organisme, et d'être entièrement et très rapidement évacuée par les reins dans l'urine sans subir de modifications importantes dans le foie. Ainsi, le foie et le métabolisme ne subissent aucune surcharge. Aucune réaction allergique n'a été observée jusqu'à ce jour, même auprès de personnes souffrant déjà d'allergies.

La substance est injectée dans une région précise au moyen d'une technique d'injections minutieuse et extrêmement précise. Les injections sont à peine perceptibles si elles sont administrées par le médecin dans un déploiement de temps suffisant et avec un soin particulier. La méthode est très efficace. Avec chaque étape du traitement, le patient peut en règle générale s'attendre à une amélioration des douleurs immédiate et sur une très longue période, même lorsqu'une réaction primaire légère se manifeste suivant les régions traitées, en particulier les endroits infiltrés tels que les tendons ou le périoste. On distingue trois modes de procédure avec des indications précises:

a) L'infiltration purement locale des tissus enflammés et douloureux, c'est-à-dire à l'emplacement des douleurs.

b) La thérapie segmentaire qui implique les organes internes par l'intermédiaire des liens réflectifs entre les organes et les segments de la peau et de la mobilisation qui leur sont coordonnés (par des reflex segmentaires de la moelle épinière).

c) La thérapie des champs perturbateurs.

Après des recherches cliniques poussées dans le domaine de la thérapie neurale, le Docteur Huneke (Huneke F. 1970, 1983) découvrit, en 1940, dans le cadre de son travail quotidien avec des milliers de patients reconnaissants, qu'il était en présence d'une réaction de blocage de l'organisme provoquée par un ou plusieurs champs perturbateurs chez les quelques malades qui avaient subi un traitement segmentaire ou local sans effet durable. L'infiltration du champ perturbateur responsable provoqua, dans la seconde qui suivit l'injection, une guérison complète des symptômes qui s'étaient manifestés dans une partie du corps située tout à fait dans une autre région. Si les douleurs disparaissent pendant au moins 24 heures, nous sommes en présence d'un «phénomène instantané». Un champ perturbateur n'est pas forcément un foyer infectieux. Il s'agit d'une zone délimitée de tissus cellulaires malades ou dégénérés qui n'est même pas ressentie comme douloureuse. Les membranes cellulaires sont dépolarisées (en partie déchargées), le métabolisme des tissus malades ne peut se régénérer. Des dépôts acides résultant du processus du métabolisme s'accumulent dans l'organisme. Le tissu conjonctif réagit par la formation de fibres dures, par des cicatrices et parfois même par une calcification. Des cicatrices internes et externes, des foyers dentaires, des métaux, des foyers infectieux, des corps étrangers ou des maladies chroniques organiques, entre autres, sont souvent des champs perturbateurs. Le médecin pratiquant la thérapie neurale constate encore régulièrement de nos jours des phénomènes instantanés. Ils sont cependant moins fréquents car avec la multitude d'interventions chirurgicales et de traitements de racines pratiqués plus souvent aujourd'hui, il existe en règle générale plusieurs, voire un nombre impressionnant de champs perturbateurs qui s'influencent hiérarchiquement. Mais la thérapie neurale n'est en aucune façon devenue moins efficace pour autant qu'elle soit appliquée avec soin et d'une manière conséquente, en analysant ensemble avec le patient la réponse de l'organisme à chaque traitement. La novocaïne injectée repolarise complètement et instantanément les membranes cellulaires de sorte que les cellules, qui se sont souvent battues pendant plusieurs années pour leur survie, peuvent reconstituer le processus du métabolisme durant les 20 minutes que dure l'effet de l'injection. Elles peuvent enfin «respirer de nouveau» et se régénérer en grande partie ou complètement. De plus, des effets phénoménaux sont atteints par l'infiltration des gros ganglions (centres de commande) du système végétatif nerveux. La thérapie neurale est devenue un des instruments les plus importants du rhumatologue et une thérapie incontournable à l'heure actuelle dans la lutte contre le rhumatisme et les douleurs.

La nouvelle acupuncture scientifique

L'acupuncture est une des plus anciennes méthodes thérapeutiques utilisées pour stimuler et guider les fonctions régulatrices de l'organisme. Durant ces dernières années, l'acupuncture a déjà acquis une base scientifique très solide dans bon nombre de travaux effectués sur les recherches fondamentales (König et Wancura, 1989, entre autres). La médecine chinoise a mis en évidence, dans ses recherches consacrées depuis plusieurs millénaires aux effets thérapeutiques, les liens étroits qui existent entre les organes individuels, les groupes musculaires et les divers tissus de notre organisme. Selon la conception de la médecine chinoise, des influences dues aux changements de climat ou de saison, ainsi que des facteurs intérieurs, tels que des problèmes d'ordre affectif, peuvent déséquilibrer notre système régulateur de base et de la sorte provoquer des maladies. Les méridiens, comme l'a démontré l'expérience thérapeutique, sont des axes de liaison intérieurs avec lesquels les points d'acupuncture sont étroitement connectés. Nous pouvons les concevoir comme des conduites principales de notre système fondamental de régulation (Pischinger).

L'acupuncture a fait ses preuves en rhumatologie comme méthode de transition constitutionnelle. En outre, il est possible de soulager des inflammations locales et douloureuses à l'aide de l'acupuncture. Lorsque l'acupuncture pourtant pratiquée selon les règles de l'art s'avère inefficace, des foyers infectieux, tels que les champs perturbateurs en thérapie neurale, sont en cause. Ils doivent impérativement être assainis.

La thérapie manuelle, la chiropraxie et l'ostéopathie

La chiropraxie a été testée pour la première fois en Suisse à la Clinique Bircher-Benner. En 1937, sous peine d'être poursuivi devant les tribunaux, Bircher-Benner a défendu la chiropraxie, qui est aujourd'hui mondialement reconnue, en dépit de toutes les attaques de l'école de médecine de l'époque.

Par des contractions précises de certains groupes musculaires individuels dans des positions articulaires particulières, il est possible de détendre la musculature qui est responsable du mouvement opposé malgré des distorsions douloureuses, et ainsi soulager les douleurs (mobilisation sans impulsion). Une manipulation par impulsion brève et précise au niveau du segment douloureux de l'articulation montre les mêmes effets (mobilisation avec impulsion). La chiropraxie travaille principalement avec la mobilisation avec impulsion. Elle est pratiquée par des spécialistes ayant suivi une formation paramédicale poussée. La thérapie manuelle est enseignée aux médecins et aux physiothérapeutes dans le cadre d'une formation complémentaire. Le traitement par impulsion est réservé aux médecins et aux chiropraticiens.

Une manipulation par impulsion au niveau de la colonne vertébrale n'est sans risque que si toute une série de contre-indications à ce traitement ont été éliminées au préalable par une clarification radiologique minutieuse. Les sujets qui ont constitutionnellement des ligaments d'une structure flasque ne devraient pas subir de traitement par impulsion.

L'ostéopathie se rapproche dans une certaine mesure de la thérapie manuelle sans impulsion et est une méthode thérapeutique complète, précieuse et subtile.

Lorsqu'aucune amélioration sensible n'est constatée après 3 à 4 séances de traitement, il faut envisager, comme pour l'acupuncture, un assainissement des champs perturbateurs.

Le traitement médicamenteux

Dans la plupart des cas d'affections rhumatismales, le médecin prescrit des médicaments contre les douleurs (analgésiques), surtout lorsque les processus inflammatoires caractérisés par des gonflements, des rougeurs et par une sensibilité au toucher sont de peu d'importance. Ils inhibent dans l'organisme la production des prostaglandines (substances hormonales produites dans les tissus) qui sont impliquées dans les processus inflammatoires et les réactions immunitaires.

Avec l'atténuation des douleurs par des analgésiques (cet effet diminuant d'intensité lors d'un traitement prolongé), un blocage du système immunitaire de notre organisme se manifeste. Ce traitement produit un effet inhibitif sur les vertus thérapeutiques de notre corps.

C'est pourquoi il est recommandé de ne faire appel aux analgésiques que très rarement, de les absorber avec parcimonie et d'interrompre le traitement dès que possible. Lors d'une prise prolongée, des effets secondaires, qui peuvent présenter un danger réel pour la santé, se manifestent.

Les médicaments les plus fréquemment prescrits sont le Paracetamol qui, lorsqu'il est absorbé sur une plus longue période, peut endommager le foie, et le Dextroproxyphen dont les effets secondaires se traduisent par une fatigue et des problèmes respiratoires.

En rhumatologie, le Paracetamol est considéré avec un respect grandissant à cause des dangers potentiels qu'il représente pour la santé, alors que les politiciens d'un bon nombre de pays encouragent et autorisent la vente libre dans les grandes surfaces et même les magasins d'alimentation. La santé publique ne va pas tarder à ressentir les conséquences de ce manque de jugement d'ordre économique de la part de nos autorités politiques.

Lors de crises de rhumatisme aiguës liées à des apparitions inflammatoires plus violentes, le médecin prescrit généralement des médicaments anti-inflammatoires plus forts. On les appelle des antiphlogistiques non stéroïdes (AINS) car ils ne contiennent pas de cortisone. Ils inhibent également la production de prostaglandines.

Le plus ancien de ces remèdes est l'acide salicylique qui, autrefois, était extraite du saule blanc. Vendu en grandes surfaces, dans les centres d'achat, en pharmacies et en drogueries, ce médicament est utilisé pour lutter contre tous les refroidissements. L'acide salicylique a connu un regain de vente extraordinaire. Les fabricants pharmaceutiques camouflent souvent sa substance de nature chimique à l'aide de vitamines C ou d'arôme de citron afin d'en vanter les mérites naturels.

On fait de plus en plus fréquemment usage également de l'acide salicylique en rhumatologie car il est généralement bien toléré par les adultes. Par contre, chez les enfants, un danger d'empoisonnement, pouvant entraîner une perturbation du centre respiratoire et dont les conséquences peuvent être extrêmement graves, subsiste déjà lors de l'absorption d'une quantité légèrement supérieure à la dose indiquée.

D'autres substances souvent prescrites sont le diclofénac, un dérivé de l'acide phénylacétique, ou l'iboprufen qui lui est un dérivé de l'acide propionique. Le rofécoxibe est mieux toléré par l'estomac. Le piroxicam, le naproxène ou l'indométacine sont plus rarement prescrits. Le phénylbutazone ne trouve pratiquement plus d'application à cause des effets inhibitifs exercés sur la moelle épinière liés à un risque de paralysie de l'hématopoïèse (production des cellules sanguines) ou à un risque de développer un cancer du sang. Ces risques ont également été constatés avec d'autres médicaments anti-inflammatoires. La plupart de ces médicaments peuvent être administrés par voie intraveineuse ou sous forme de suppositoires.

Le nom des substances précitées (par exemple: l'acide salicylique, le diclofénac, etc.) figure toujours en petits caractères sur les notices d'emballage des différents produits et la description des effets secondaires doit obligatoirement y figurer.

Tous ces médicaments anti-inflammatoires perdent une grande partie de leur efficacité lors d'une prise prolongée. Très souvent, ils ont des effets indésirables tels que des problèmes gastriques, voire même un risque d'ulcère de l'estomac. Des réactions allergiques de la peau ne sont pas rares. L'acide salicylique peut déclencher de l'asthme bronchique. L'effet des médicaments contre le diabète et des médicaments anticoagulants peut être altéré par la prise simultanée de médicaments anti-inflammatoires.

Tous les médicaments anti-inflammatoires ont une influence négative sur notre système de défense. Ils engendrent une dépendance dans la mesure où l'effet des médicaments s'amenuise lors d'une prise prolongée, ce qui incite à augmenter la posologie. Lorsqu'on interrompt la médication ou qu'on diminue la quantité, les processus de douleurs et d'inflammation réapparaissent à plus forte raison. On constate un effet chronique dans l'évolution de la maladie, mais en aucune façon un effet thérapeutique. Le fait de soulager uniquement les symptômes par l'inhibition des processus inflammatoires ne contribue pas au processus de guérison.

Pour le traitement des maladies inflammatoires sévères qui détruisent en partie les articulations, comme c'est le cas de la polyarthrite chronique, la rhumatologie générale se sert d'autres substances. Des médicaments contre la malaria (la chloroquine) sont prescrits pour les formes à évolution bénigne qui ne se laissent pas suffisamment inhiber par les médicaments cités dans les paragraphes précédents, et pour la forme transitoire vers le lupus érythémateux. Ils sont en règle générale bien tolérés. Des dépôts sur la cornée peuvent se résorber à nouveau, alors que la possibilité de développer une maladie de la rétine liée à un risque de perte de la vue est relativement rare, mais pas exclue.

Des préparations de sels d'or sont prescrites pour la polyarthrite chronique et l'arthrite psoriasique. Mais, tous les patients ne réagissent pas forcément d'une manière positive à ces traitements. Ces suspensions de sels d'or doivent être infiltrées chaque semaine sous contrôle médical strict. Elles provoquent souvent des effets indésirables sur la peau et sur les muqueuses et elles peuvent entraîner des lésions rénales. En outre, on observe des effets toxiques sur la moelle osseuse qui peuvent constituer un danger potentiel grave pour la santé car ils entravent la formation des cellules sanguines.

Les observations permettent de supposer que les infiltrations de sels d'or ne font de l'effet que sur les patients présentant les particularités constitutionnelles du syndrome homéopathique de l'Aurum metallicum. Dans ce cas, le traitement homéopathique s'avère très efficace et doit être absolument préféré au traitement par injections.

Lorsque le traitement de sels d'or se révèle inefficace pour soigner la polyarthrite chronique ou l'allergie, les médecins ont recours à la D-pénicillamine. Pourtant, ce traitement a beaucoup de contre-indications et les effets indésirables pouvant être sévères sont semblables à ceux provoqués par le traitement de sels d'or.

De plus, il y a un risque d'agueusie (perte du goût) et des nausées fréquentes peuvent se manifester.

Lorsqu'en dépit de ces traitements médicamenteux la polyarthrite continue de progresser d'une manière rapide en provoquant une destruction des articulations, le médecin fait éventuellement encore appel aux anti-métabolites et aux alkylants. Cependant, ce traitement ne doit pas être envisagé avant la cinquantaine car ces substances chimiques font partie du groupe des cytostatiques et peuvent s'avérer cancérigènes.

La rhumatologie générale n'a recours de nos jours au traitement hormonal de glucocorticoïdes, appelés aussi stéroïdes (cortisone, prednisone, etc.) que dans de rares exceptions, c'est-à-dire lors d'affections des vaisseaux sanguins (vascularite), du péricarde, du cerveau et de la moelle épinière mettant en danger la santé. En vérité, le recours à ce traitement représente souvent pour le patient l'ultime médication de désespoir lorsque la maladie continue inlassablement son chemin malgré tous les médicaments cités dans ce chapitre.

Le risque d'une dépendance aux stéroïdes est grand et lorsque la dose quotidienne de prednisone dépasse 7,5 mg, les méfaits tardifs sont souvent catastrophiques, pour ne citer, entre autres, que le tassement des vertèbres suite à une diminution de la trame osseuse (ostéoporose) due aux stéroïdes et les infections provoquées par le blocage du système immunitaire qui ont tendance à évoluer d'une manière subliminale et chronique.

Le traitement par injections d'ACTH (hormone hypophysaire, elle agit sur les glandes corticosurrénales et stimule la production de cortisol) a été abandonné.

En ce qui concerne le traitement thérapeutique de l'arthrose caractérisée par une évolution prédominante des lésions dégénératives, la rhumatologie générale effectue dans la plupart des cas des injections de glucocorticoïdes dans le foyer infectieux. Ces injections soulagent le patient pendant environ 3 mois, mais ne le guérissent pas. Les préparations de cortisone inhibent le processus de régénération dans les tissus et provoquent ainsi une nouvelle dégénérescence de la structure des tissus. En outre, les effets analgésiques de ce traitement sont absolument comparables aux effets obtenus avec la thérapie neurale qui, par contre, favorise la régénération des tissus d'une manière intense. Les infections tant redoutées lors d'injections de stéroïdes n'adviennent pas en thérapie neurale.

Quelques extraits de cartilage sont proposés sous forme d'injection ou de médicament administré par voie orale. Mais, l'efficacité de ces produits n'a pas pu suffisamment être démontrée sur l'homme. En outre, étant donné les craintes croissantes d'une transmission de l'encéphalite bovine à l'homme (vache folle), ces produits doivent être consommés avec une extrême prudence.

Lors de situations désespérées d'inflammation de la membrane interne des articulations, la rhumatologie générale envisage même de détruire la synoviale à l'aide de substances radioactives.

Le drame de la thérapie médicamenteuse et la dépendance qu'elle engendre, ainsi que les nombreux effets indésirables et l'effet chronique produit par tous ces médicaments, sont en parfaite contradiction avec les bienfaits de l'induction thérapeutique qui a été introduite par la thérapie ordonnée de Bircher-Benner dans le traitement des affections rhumatismales. De plus, la thérapie neurale et l'homéopathie se sont révélées très efficaces pour ces syndromes.

Le traitement chirurgical

Lorsqu'un traitement adéquat de l'arthrose survient trop tard et que les cartilages du genou ou de la hanche sont complètement détruits ou usés, il ne reste alors plus que l'implantation d'une prothèse articulaire comme ultime solution pour soulager le malade de ses douleurs. Par contre, si la radiographie révèle encore un minimum de tissu cartilagineux, facilement reconnaissable à la fente articulaire, la thérapie neurale peut apporter une délivrance et contribuer à conserver ce tissu cartilagineux sur une longue durée.

D'autres interventions chirurgicales au niveau des articulations ou des structures au voisinage des articulations sont réalisées dans le but d'améliorer la mobilité, qui a été en partie altérée par le processus inflammatoire, ou dans le but de soulager les douleurs au détriment de la fonction. Malheureusement, ce sujet ne peut être développé d'une manière plus approfondie dans le cadre de cette brochure. Il est très important, avant toute opération chirurgicale, de s'informer auprès de son chirurgien orthopédiste des risques encourus lors de cette intervention. Très souvent, le malade peut s'éviter une intervention chirurgicale grâce à la thérapie neurale qui, de plus, élimine également les suites postopératoires, telles que les douleurs résultant des cicatrices.

Souvent, les opérations des disques intervertébraux ne donnent pas pleine satisfaction. Ces interventions ne sont indiquées que dans les cas où une paralysie ou une perte de sensibilité de la peau se manifeste, et que ces symptômes persistent malgré une thérapie neurale immédiatement appliquée au niveau de la racine sciatique. Dans cette situation, il est important de ne plus perdre de temps jusqu'à l'opération chirurgicale, afin de soulager le nerf sciatique.

D'après notre expérience, les lésions des disques intervertébraux ne sont pas dans la plupart des cas la conséquence d'une compression mécanique. Ces lésions apparaissent le plus souvent au niveau de la 4ème et 5ème vertèbre lombaire. C'est à cet endroit de la colonne vertébrale que les nerfs par les fibres végétatives innervent le gros intestin. Le champ perturbateur, logé dans le gros intestin généralement malade, affaiblit par réflexion l'approvisionnement en énergie des disques intervertébraux et provoque leur dégénérescence. Ainsi, une maladie intestinale est une cause partielle importante à l'origine des lésions des disques intervertébraux.

Le plan de guérison

Il est donc tout à fait compréhensible que les patients souffrant de rhumatisme et d'arthrite perdent leur équilibre physique et psychique. Les douleurs continuelles et la perspective d'avoir à endurer des souffrances sur une longue période, peut-être même la vie durant, altèrent la joie de vivre. Pourtant, ce destin apparemment «sans espoir» peut souvent prendre une tournure favorable, ou tout au moins être amélioré par le choix d'une thérapeutique appropriée. Cependant, nous savons aujourd'hui que le rhumatisme et l'arthrite dépendent de facteurs héréditaires, mais que le fait de développer ces maladies est souvent lié aux influences extérieures. Une «existence dans le règne de l'ordre», telle que Bircher-Benner l'enseignait, est le plus grand soutien pour un traitement thérapeutique couronné de succès. Il n'est aucunement question d'une cure miracle, mais bien d'une voie de guérison qui a fait ses preuves.

Les forces vitales ne peuvent croître dans l'organisme des malades souffrant de rhumatisme et d'arthrite que lorsque les patients retrouvent le chemin vers une vie ordonnée et naturelle. Dans l'ordre retrouvé, les processus thérapeutiques autonomes gagnent en intensité.

Le régime thérapeutique

Dans un premier temps, l'alimentation est limitée exclusivement à des crudités. Ce régime est en soi pauvre en protéines animales et en graisses. En cas d'arthrite chronique, il est recommandé dans la plupart des cas de supprimer complètement les protéines d'origine animale pour un certain temps, car elles sont fréquemment la source de manifestations allergiques suite à des troubles de la régulation. Une abstention rigoureuse de tout aliment d'origine animale (produits laitiers, œufs et viande) pendant la durée du régime s'est avérée le chemin le plus sûr vers une amélioration de la santé. Il faut également à tout prix éviter les excitants, tels que le café, le thé noir, l'alcool, la nicotine et les sucreries afin de ne pas atténuer ou voire même supprimer les effets de ce régime de crudités, qui a été constitué dans le but de détoxiquer, de déshydrater et de drainer le tissu conjonctif lâche. De cette manière, ce tissu est à nouveau en mesure de remplir son rôle d'intermédiaire et de sélecteur dans le processus de nutrition, ainsi que sa fonction de régulateur. L'augmentation du potentiel cellulaire renforce les processus vitaux de tous les tissus. Les réserves d'alcalis s'accroissent. Les centres régulateurs du système nerveux, ainsi que les fonctions endocriniennes se rétablissent. Tout cela est d'une extrême importance pour lutter efficacement contre les manifestations allergiques mentionnées ci-dessus. Chez le rhumatisant, on observe toujours une agglutination caractéristique des globules rouges qui épaissit le sang («blood sludge»). Là aussi, le régime de crudités s'avère très efficace. Le sang devient plus fluide, ce qui améliore et facilite l'approvisionnement de tous les tissus. Il est vraiment étonnant de voir à quel point notre organisme s'épanouit sous les effets de ce régime. Si une amélioration satisfaisante a été constatée après avoir suivi pendant 2–4 semaines ce régime strict de crudités, le patient peut agrémenter son régime de bouillons de légumes, de céréales complètes et de pommes de terre en robe des champs. Si les progrès continuent et que les améliorations ont pu être maintenues à un certain niveau, il peut compléter ce régime par d'autres aliments, tels que différents légumes cuits, du pain complet avec un peu de beurre. Après la disparition de l'état allergique, le patient peut essayer d'ajouter un peu de fromage blanc et de séré à son alimentation. Bien entendu, il faut que l'alimentation reste pauvre en sel et en matières grasses, mais riche en légumes et fruits frais, et l'abstention totale d'excitants, de viande et d'aliments dénaturés doit être maintenue. Après avoir courageusement surmonté les crises éventuelles pouvant se manifester dans les premières semaines et grâce au progrès considérable de la situation de réaction, les malades vivront avec soulagement et beaucoup de joie les effets thérapeutiques phénoménaux de ce régime. Les succès sont une stimulation et la continuation sur cette voie vers la guérison s'effectue sans peine.

Dans le chapitre précédent «Le traitement des maladies rhumatismales», nous avons abordé les éléments essentiels qui peuvent aussi, en plus du régime dont nous venons de parler, contribuer à la guérison.

La prévention des rechutes
Quelles que soient les causes des affections rhumatismales, elles ont toutes comme origine des perturbations de l'ordre vital. A cet effet, le Dr Bircher-Benner, qui quelques jours avant sa mort consacrait encore ses derniers travaux à l'étude des problèmes liés au rhumatisme, écrivait: «Il existe une méthode sûre et éprouvée pour prévenir les maladies rhumatismales: *une existence dans le règne de l'ordre.*»

A la vérité, la vie de la plupart des gens se déroule à l'heure actuelle aucunement dans le «règne de l'ordre». Au contraire, le stress au travail, un état d'excitation ou d'émotion intense, des distractions en abondance, une alimentation déséquilibrée et un excès de boisson (alcool et boissons stimulantes) affaiblissent, avec le temps, les forces de résistance aux maladies. Le manque de mouvement, d'air frais, et le manque de sommeil contribuent également à réduire les forces vitales. L'homme moderne ne trouve plus le temps de se consacrer à la méditation et à une activité créatrice. Aucun produit miracle ne peut le faire sortir du cercle infernal dont il est prisonnier. Seul un retour à une vie saine et ordonnée peut le ramener à la santé. Cette vérité est simple et le chemin est ouvert à chacun. Par contre, chaque personne doit le parcourir seul. Ce principe est essentiel pour les patients ayant surmonté une affection rhumatismale grave et qui veulent éviter une rechute. En outre, tous ceux et celles qui tiennent à se préserver des maladies rhumatismales ou arthritiques doivent également comprendre ce contexte.

Le règne de l'ordre est marqué par le *rythme quotidien* : se lever et se coucher de bonne heure. Les personnes n'appartenant pas à la catégorie plutôt minoritaire des couche-tard «innés» verront avec étonnement à quel point elles se sentiront plus fraîches et dynamiques. Le système végétatif oscille entre une «activité productive» et une «activité en veilleuse». Il est cadencé par le jour et la nuit et s'épuise très rapidement lorsque ce rythme est inversé. Un repas de midi savouré dans la détente et suivi d'un moment de repos fait partie de ce rythme naturel. Pourtant, nos activités professionnelles ne nous laissent guère le temps d'apprécier le repas de midi. Très souvent, la pause ne dure qu'une heure et le repas est pris rapidement dans une cantine, dans un restaurant ou dans un fast-food. Toutefois, vous avez la possibilité de sortir de cette situation en évitant de vous restaurer dans des fast-foods et en préparant à la maison un lunch constitué de fruits, de noix, de sandwichs de crudités et éventuellement d'un peu de fromage frais que vous pourrez manger à votre lieu de travail ou, en été, à l'air libre tout en faisant une petite promenade d'un quart d'heure en guise de repos. Certes, il s'agit d'un compromis qui, dans une situation que l'on ne peut guère changer, représente cependant une solution de remplacement acceptable. Le repas principal du soir devrait être pris de bonne heure et ne pas être constitué de mets indigestes.

L'exercice physique est un thème! L'homme moderne est trop cloué sur sa chaise et ne se dépense pas assez physiquement. Il semble pourtant qu'il y ait actuellement une tendance à exercer plus d'activités physiques depuis qu'il existe de nombreuses possibilités pour se maintenir en forme, telles que le jogging, les randonnées en mountainbike, le snowboard, le skating, etc. Mais, vous pouvez aussi pratiquer la natation, faire de la marche ou tout simplement vous promener ou encore jouer à la balle ainsi que le faisaient autrefois nos grands-parents. La chose qui importe avant tout est de vous créer un petit programme des activités physiques à la portée de vos propres moyens que vous pouvez exercer régulièrement chaque jour. Il faut surtout éviter d'entreprendre des activités sportives excessives le week-end qui stressent les non-sportifs au lieu de leur apporter une certaine détente.

Il faut aussi effectuer une *oxygénation consciente* de l'organisme. Aussi souvent que possible, il est important de respirer le bon air à la fenêtre ou de s'oxygéner à la campagne. Un *bol d'air* frais quotidien d'une durée de 5 minutes est vivement recommandé. Pour cela, vous vous mettez nu devant la fenêtre grande ouverte ou, en été, sur le balcon ou dans le jardin à l'ombre et vous vous massez la peau sur tout le corps à l'aide d'une brosse sèche. Malheureusement, aujourd'hui, nous ne pouvons plus prendre de *bain de soleil* sans courir de risques. Toutefois, les bains de soleil pratiqués avec prudence affermissent la peau et la rendent plus veloutée. Ainsi, tout l'organisme s'en trouve revivifié. C'est pourquoi il est recommandé de ne pas y renoncer complètement, mais de suivre les mesures de précaution: de légers mouvements sont préférables à une exposition immobile, éviter le soleil entre 11 heures et 15 heures, ne jamais s'exposer au soleil sans un couvre-chef, utiliser une crème solaire avec un indice de protection élevé. Une exposition d'une durée de 15 minutes suffit amplement pour bénéficier des effets thérapeutiques d'un bain de soleil. En dernier lieu, une douche froide vous procurera une sensation de bien-être.

L'hydrothérapie est également conseillée aux sujets qui ont une prédisposition aux maladies rhumatismales. Bien que ces personnes soient généralement terrifiées à l'idée de prendre un bain à l'eau froide, ce procédé leur est pourtant vivement conseillé puisque c'est précisément ces personnes-là qui auraient besoin d'une stimulation intense par le froid des capacités affaiblies de réaction.

Les *douches écossaises* sont généralement bien tolérées. Elles stimulent l'organisme et contribuent au bien-être. La douche écossaise se pratique ainsi: arroser quotidiennement le corps d'eau chaude en augmentant progressivement la durée de 1, 2 à 3 minutes, puis alterner 20–40 secondes avec l'eau froide, à répéter 2 à 3 fois. La peau devient rouge écarlate et la fatigue disparaît. Les *affusions* d'eau froide sur les bras et les jambes ont un effet tonique sur l'organisme. Cependant, ces jets d'eau ne sont indiqués que lorsque le corps est suffisamment réchauffé et que l'on a fait auparavant un peu d'exercices physiques. Ils ne doivent jamais être appliqués directement au lever.

Les *bains de pieds* alternativement chauds et froids soulagent lors de maux de tête et lors d'un afflux de sang vers la tête. Voici comment procéder: prendre deux seaux d'une certaine profondeur, le premier rempli d'eau chaude (jusqu'à la hauteur des mollets) à une température de 39 °C, le second rempli d'eau du robinet. Tremper alternativement les pieds dans le seau d'eau chaude 5–10 minutes, puis dans le seau rempli d'eau froide pendant 10, 20, 40 secondes, répéter environ 3 fois. Ajouter sans cesse de l'eau chaude afin de maintenir l'eau à une température constante, puis terminer par l'application froide. Le fait de plonger les pieds dans un récipient rempli d'eau froide (12 cm de haut) ou dans la baignoire peut aider en cas d'insomnie. Les bains trop longs et trop chauds ne sont pas recommandés. Les rhumatisants ne devraient pas s'habiller avec des vêtements trop chauds.

L'*alimentation.* A titre préventif et afin d'éviter d'éventuelles rechutes, les personnes prédisposées aux maladies rhumatismales doivent retrouver le chemin vers une alimentation saine et une vie ordonnée. Ces personnes ont besoin d'une part d'une alimentation fraîche, composée de fruits, de légumes crus, de noix et éventuellement de lait de qualité contrôlée – ces aliments ensemble devraient constituer au moins la moitié de la ration quotidienne – et d'autre part de mets à base de céréales complètes, de légumes, de pommes de terre et peu de produits laitiers. Pour accompagner les légumes crus, préparer les sauces uniquement avec des huiles composées d'acides gras insaturés (huile de tournesol, huile de chardon). Elles contribuent à baisser le taux de cholestérol et ont un effet antioxydant. Un repas principal et deux repas légers devraient suffire pour se rassasier et les aliments devraient être limités à de petites quantités. Les excitants, les douceurs, les aliments à base de farine blanche, les aliments trop riches en matières grasses et en protéines (viande, fromage) ne devraient être consommés qu'à titre exceptionnel et ne pas devenir une habitude quotidienne. Il est vraiment surprenant de constater avec quelle facilité l'homme peut renoncer à cette catégorie d'aliments, et avec quel plaisir il appréciera les nouvelles valeurs gustatives des aliments naturels qui lui apporteront une sensation de fraîcheur et un bien-être qu'il n'a plus connus depuis bien longtemps. Dans ces circonstances, cette abstinence n'est pas vraiment un renoncement aux plaisirs de la vie! Il est conseillé de contrôler soigneusement son poids et d'observer l'évolution de son état général. Dès que le poids s'écarte de la norme dans les deux sens, un régime thérapeutique strict sur une courte durée est alors indiqué.

Une cure d'huile de lin est vivement recommandée pour les rhumatisants: prendre une cuillère à soupe d'huile de lin comestible agrémentée d'un peu de jus de citron le matin et le soir avant les repas. Veiller à ce que l'huile de lin ne soit pas rance (n'acheter qu'en petite bouteille et une fois ouverte, bien la fermer et la conserver au réfrigérateur).

Parmi toutes ces mesures nécessaires et préventives, il faut considérer en outre le côté psychique, tel que la réflexion sur les aspects essentiels de la vie, le renoncement aux choses superflues et la surestimation des valeurs matérielles, l'épanouissement de l'esprit créatif et la richesse des relations avec le monde environnant. C'est pourquoi il est conseillé à toute personne active et affairée de trouver un moment de recueillement, à plus forte raison lorsque la vie quotidienne est rythmée par le stress, les tensions, ainsi que par les émotions, et où l'âme et les sentiments ne trouvent plus leur compte. De multiples possibilités de formation sont actuellement offertes pour le développement spirituel et corporel: le training autogène, le yoga, différentes méthodes de respiration (par exemple: selon Middendorf «Der erfahrbare Atem» ou Zilgrei), le Taï Chi, la danse méditative, la méthode Feldenkrais, la peinture dans un but thérapeutique, entre autres. Le médecin sera mieux à même de proposer à son patient, dont il connaît l'état de santé et le tempérament, le choix d'une méthode qui correspondra à ses aptitudes personnelles et qui répondra pleinement à ses attentes.

Les quatre phases du régime

La phase I

Le régime de jus de fruits et de légumes crus

Cette forme de régime stricte, mais extrêmement efficace, peut être suivie 1 à 2 jours tout en exerçant pleinement une activité professionnelle. Cependant, elle ne devrait pas être, en règle générale, prolongée au-delà. La première crise inévitable de guérison, une première réaction de transition du métabolisme et des glandes hormonales, se manifeste au troisième jour. Ces réactions ne sont pas très agréables, mais elles marquent le réveil des capacités thérapeutiques de l'organisme. Par expérience, les foyers infectieux souvent chroniques et qui demeurent latents pendant de nombreuses années doivent jusqu'à un certain degré éclater afin que l'organisme soit en mesure de guérir le processus inflammatoire.

Lors d'affections rhumatismales, les articulations enflammées se manifestent souvent dès le troisième jour du régime de jus de fruits et de légumes crus. Après une durée plus ou moins longue, l'infection guérit progressivement. Durant ce processus de guérison, les foyers infectieux des différentes articulations peuvent se manifester tour à tour. Au terme de cette période, un régime de jus à base de fruits et de légumes crus ne devrait être suivi qu'en milieu hospitalier en ce qui concerne les formes inflammatoires graves de rhumatisme.

Cependant, des formes graves de maladies rhumatismales peuvent aussi être traitées avec succès chez soi en procédant de la manière suivante: appliquer la phase I les lundis et mardis, puis dès mercredi, passer à la phase II. A répéter chaque semaine. Cette méthode s'est avérée très efficace et peut être suivie sans difficulté tout en exerçant une activité professionnelle normale. Le rythme hebdomadaire du régime contribue à mettre en route la rythmicité hebdomadaire biologique du processus de guérison.

Toutefois, le patient qui désire suivre un régime de jus de fruits et de légumes crus sur plusieurs jours, voire sur plusieurs semaines, à la maison, devra observer un repos complet et faire deux fois par jour quelques exercices de mouvement. Pendant toute cette période de jeûne, le patient doit absolument être suivi par un médecin compétent en la matière.

La crise de guérison:
par la baisse souvent abrupte du besoin en insuline, des réactions hypoglycémiques se manifestent fréquemment lors du troisième jour et se traduisent par des faiblesses, des vertiges, des tremblements et des battements de cœur, et éventuellement des sueurs. Elles sont inoffensives pour les personnes qui ne sont pas atteintes de diabète. Vous pouvez rapidement remédier à ces symptômes en absorbant quelques raisins secs. Les maux de tête sont fréquemment la manifestation d'un afflux acide dans le circuit sanguin de produits de décomposition du métabolisme issus des tissus. Néanmoins, ces maux de tête peuvent être maintenus dans des limites supportables grâce à des bains

chauds alternés des bras ou des pieds (éventuellement des compresses). Ne prendre en aucun cas des tablettes contre les douleurs!

Dans la crise de guérison qui survient après le troisième jour de régime de jus de fruits et de légumes crus des troubles de l'humeur et du caractère peuvent également apparaître qui disparaissent spontanément le quatrième jour. Après une sensation de bien-être généralement éprouvée aux alentours du septième jour, ces mêmes troubles réapparaissent presque toujours vers le dixième jour. Ces troubles de l'humeur sont également des manifestations du réveil de la rythmicité hebdomadaire du processus thérapeutique. Des périodes qui s'échelonnent sur plus d'une semaine signifient que notre organisme n'est pas en mesure de trouver la voie de la guérison à cause des foyers d'infection profonds et chroniques. Cette situation exige de plus amples investigations de la part d'un médecin compétent en la matière.

Les troubles de l'humeur qui se manifestent lors du troisième jour de jeûne se traduisent dans la plupart des cas par de la tristesse et de l'anxiété. Pensons alors à l'exigence de C.G. Jung: «La dépression est une femme vêtue de noir. Invitez-la à votre table et écoutez ce qu'elle a à vous dire!» C'est le moment propice à une ouverture psychique où les murs protecteurs, notre prison, que nous avons érigés autour de nous et derrière lesquels nous nous sommes réfugiés durant tant d'années afin d'échapper aux blessures, s'effritent et s'écroulent. Des rêves intenses se produisent dans cette phase du régime, ce qui signifie que le processus de guérison se met en mouvement. Tous les rêves intenses y compris les rêves d'anxiété soulignent le processus de guérison. Il n'est point besoin de craindre ces rêves. Par ces rêves, notre âme s'ouvre à notre conscience. L'expérience médicale a démontré que chaque processus de guérison de notre organisme est accompagné de rêves. Ne cherchez pas à donner un sens à vos rêves par une interprétation symbolique. Vous n'êtes pas un symbole. Ils ne sont pas individuels. Par contre, recueillez-vous un instant après un rêve et analysez ce que vous ressentez. Ce n'est pas le contenu du rêve, mais le sentiment qu'il procure qui est la vraie interprétation individuelle. De nouveaux rêves, pour autant que vous ressentiez une émotion, vous apporteront d'autres réponses. Il a été démontré que le régime de jus à base de crudités a un effet antidépresseur accru qui se manifeste après les crises de guérison. Vous n'avez donc aucune inquiétude à avoir.

Il est rare que l'on observe des crises d'anxiété. Dans ces cas, une aide appropriée s'avère indiquée (entretiens thérapeutiques et thérapie homéopathique). Il est possible que le cycle menstruel se trouve quelque peu perturbé par le régime strict de jus à base de fruits et de légumes crus, ce qui peut rendre l'usage de contraceptifs hasardeux. C'est la raison pour laquelle nous vous conseillons de donner une certaine marge de sécurité en ce qui concerne la contraception.

Il est recommandé aux personnes vivant seules et qui désirent se soumettre pour la première fois à un régime de jus à base de fruits et de légumes crus sur une longue période, d'effectuer ce régime dans le cadre d'un établissement hospitalier. La compréhension et la compassion du personnel accompagnant est d'une extrême importance pendant toute la durée du régime.

Vous trouverez les recettes concernant ce régime dans la partie consacrée aux recettes. Six repas composés à chaque fois de 3–4 dl de jus frais se sont avérés efficaces. L'ordre respectif dans lequel ces jus doivent être consommés peut être choisi d'une manière instinctive. Buvez ces boissons lentement, gorgée par gorgée.

Les patients qui n'ont pas besoin de perdre du poids doivent absorber trois fois quotidiennement, après avoir bu le jus cru, 2–3 dl de lait d'amandes. Vous trouverez cette préparation de lait d'amandes dans la partie des recettes.

Dans tous les cas, vous pouvez boire autant de thé que vous désirez. Le thé de verge d'or, ainsi que les infusions aux feuilles d'ortie ont un effet diurétique et facilite l'élimination des toxines. Les thés amers stimulent l'élimination par le foie et la bile. Dès la fin du premier jour de cure, on constate généralement une augmentation du volume des urines liée à une perte de poids conséquente et bienvenue, ce qui signifie que le drainage du tissu conjonctif lâche, ainsi que de sa substance fondamentale, s'active.

Généralement, une sensation de bien-être significative se manifeste au 7ème jour suivie, le 10ème jour, d'une deuxième crise de guérison toutefois plus faible et d'une durée moins longue. Cependant, pour les patients souffrant d'affections rhumatismales, ces périodes de bien-être sont souvent assombries par des douleurs ressenties dans les articulations et les structures des tissus conjonctifs.

Après une durée individuelle du régime de jus de fruits et de légumes crus, le patient peut passer à la phase II du régime. Si le régime de jus a cependant été observé moins de 3 jours, nous vous recommandons de le répéter et de l'alterner chaque semaine avec le régime proposé dans la phase II. Les personnes exerçant une activité professionnelle se sentiront plein d'énergie en procédant de cette manière et pourront au contraire poursuivre ce régime alterné durant des semaines et des mois.

Plan diététique pour la phase I du régime
Nous vous conseillons de suivre avec attention les conseils généraux concernant ce régime de jus à base de fruits et de légumes crus afin de bénéficier pleinement des effets thérapeutiques.

Ration journalière de jus

le matin	200 g de jus de fruits 150 g de lait d'amandes
vers 10 heures	200 g de jus de fruits ou de légumes 150 g de lait d'amandes
à midi	200 g de jus de fruits 150 g de lait d'amandes 150 g de jus de légumes
vers 16 heures	200 g de jus de fruits ou de légumes
le soir	comme le matin
vers environ 20 heures au plus tard	selon désir 200 g de jus de fruits ou de légumes

Absorbez les jus de fruits et de légumes aussitôt pressés. Ne les laissez pas reposer car ils perdent de leur valeur énergétique.

Vous trouverez des propositions de jus de fruits et de légumes (mélanges purs et savoureux), ainsi que la recette de lait d'amandes ou éventuellement de bouillies pour agrémenter vos jus, dans la partie consacrée aux recettes.

La phase II

Dans cette étape du régime thérapeutique, vous découvrirez l'immense choix de crudités végétales proposé. Les repas devraient toujours débuter, dans la mesure du possible, par des jus de fruits ou au moins par des fruits. Il est indiqué d'absorber trois repas par jour. Lorsque vous ressentez un creux à l'estomac entre les repas, vous pouvez sans autre manger un fruit ou boire un jus de fruits. Etant donné que ce régime diététique est écologique, c'est-à-dire qu'il préserve notre organisme, il n'y a donc pas d'effet d'usure thermique dit «spécifiquement dynamique» dû à la dégradation de certains groupes d'aliments sans valeur nutritive. Ce régime a un effet rafraîchissant. Cependant, il peut se produire passagèrement une baisse de la chaleur spécifique corporelle qui sera suivie d'une phase spontanée et périodique de réchauffement de l'organisme provoquée par une sorte de réaction de transition dans le métabolisme et dans le système hormonal. Les personnes sensibles au froid peuvent sans autre préparer une soupe chaude agrémentée de légumes frais cuits à l'étuvée, telle qu'elle est proposée dans la partie consacrée aux recettes. Les personnes souffrant d'atteintes rhumatismales ne devraient pas consommer de céleri pendant la durée de ce régime diététique car il est généralement mal toléré. Si vous apprêtez vos mets avec des légumes savoureux, tels que les tomates, les choux frisés et les oignons, vous n'aurez plus besoin d'assaisonner vos plats avec du sel.

Vous pouvez napper vos légumes crus avec une fine sauce à salade. Cependant, cette sauce ne devra contenir aucun produit d'origine animale et si possible peu de sel. Vous trouverez également différentes recettes à la fin de cette brochure.

Si vous ne devez point perdre de poids, nous vous conseillons de consommer des amandes et des noix non grillées de différentes sortes, ainsi que des graines de tournesol et de courge. Dans la première phase du régime, des envies périodiques de sel se manifestent fréquemment, mais celles-ci sont aisément surmontées par l'absorption de soupes de légumes. Lorsque vous ressentez un désir intense de pain et de pâtisserie, vous pouvez grignoter quelques amandes pour vous aider. Les envies de douceurs peuvent être calmées par des fruits, le cas échéant, par des fruits secs. Cependant, toutes ces envies disparaissent dans la plupart des cas après une à deux semaines pour faire place à une sensation gustative bien plus variée qu'auparavant.

Lorsque vous êtes invités, le régime en phase II vous permet tout de même de manger un peu plus que d'ordinaire. Cette exception occasionnelle est généralement bien tolérée pour autant que vous ayez renoncé aux aliments d'origine animale.

La phase II du régime diététique peut être suivie si nécessaire sur plusieurs mois sans présenter de risque pour la santé. Ce régime est complet et contient tous les éléments nutritifs essentiels. En outre, il procure une sensation de bien-être particulière et génère une capacité de résistance physique et psychique extraordinaire.

Plan diététique pour la phase II du régime

Le petit déjeuner et le repas du soir
sont les mêmes pour tous les jours.
Les divers fruits disponibles selon les saisons vous permettront de varier vos repas et d'agrémenter vos mets (une sorte de fruit ou un mélange savoureux). Dans cette phase du régime, le Birchermüesli est préparé selon la recette originale (sans yogourt) ou avec de la purée d'amandes ou de sésame (voir recettes). Le soir, vous pouvez remplacer les noix râpées par une boisson de lait d'amandes (env. 2 dl) et les fruits par un jus de fruits (env. 2dl) que vous boirez lentement à petites gorgées.

120–200 g	de Birchermuesli
20–30 g	d'amandes ou de noisettes râpées
	fruits à volonté
1 tasse	de cynorhodon

Repas de midi

100–150 g	de fruits ou
50–100 g	de potage froid aux fruits
50–100 g	de salade verte
100–150 g	de légumes crus
20 g	de diverses sortes de noix (non salées et non grillées)

200 g	éventuellement 1 verre de jus de pommes non fermenté ou de jus de raisin

Nous vous proposons ci-dessous sept exemples qui vous donneront quelques idées pour composer vos mets à travers les saisons. Mais faites aussi appel à votre imagination et à vos préférences! Attachez une importance particulière à trouver un équilibre harmonieux entre les fruits, les légumes à bulbes, à racines et à feuilles!

Au printemps

1er jour	fruits – noix (également fruits secs) – radis – fenouil – salade pommée
2ème jour	fruits – noix – carottes – tomates – cresson de fontaine
3ème jour	fruits – noix – carottes – chicorée scarole – roquette
4ème jour	fruits – noix – radis noir – laitue romaine – cresson de fontaine
5ème jour	fruits – noix – betteraves (carottes rouges) – dent-de-lion – salade pommée
6ème jour	fruits – noix – chou-fleur – épinard – cresson de fontaine
7ème jour	fruits- noix – chou-rave – tomates – salade pommée

En été

1er jour	fruits – noix – radis noir – tomates – salade pommée
2ème jour	fruits – noix – carottes – courgettes
3ème jour	fruits – noix – chou-fleur – radis – salade pommée
4ème jour	fruits – noix – chou-rave – cresson de fontaine – salade pommée
5ème jour	fruits – noix – céleri en branches – laitue romaine – salade pommée
6ème jour	fruits – noix – tomates farcies au chou-fleur – salade pommée
7ème jour	fruits – noix – carottes – concombre – roquette

En automne

1er jour	fruits – noix – carottes – tomates – endives
2ème jour	fruits – noix – salsifis – épinards – salade pommée
3ème jour	fruits – noix – betteraves (carottes rouges) – poivrons – salade pommée
4ème jour	fruits – noix – chou-fleur – salade de rampon – endives
5ème jour	fruits -noix – carottes – courgettes – cresson de fontaine
6ème jour	fruits – noix – radis noir – tomates – salade pommée
7ème jour	fruits – noix – radis – concombre – roquette

En hiver

1er jour	fruits – noix – salsifis – chou rouge – endives
2ème jour	fruits – noix – chou blanc – chicorée de Trévise
3ème jour	fruits – noix – carottes – poivrons – salade pommée
4ème jour	fruits – noix – betteraves (carottes rouges) – choucroute – endives
5ème jour	fruits – noix – chou-fleur – épinards – salade de rampon
6ème jour	fruits – noix – tomates – chicorée scarole – roquette
7ème jour	fruits – noix – carottes – chou de Milan – endives

La phase III

Elle équivaut à un régime végétarien qui comporte tous les éléments nécessaires à notre organisme sans adjonction de produits d'origine animale, c'est-à-dire à une alimentation végétalienne.

Toutes les recettes figurant dans le chapitre des recettes conviennent à ce régime, excepté celles signalées par une astérisque (*). Nous vous recommandons de supprimer le blé dans le pain et les mets à base de céréales car il peut dans certaines circonstances provoquer une crise allergique de rhumatisme. La phase III est appliquée dès lors que l'on constate une amélioration sensible des douleurs provoquées par le rhumatisme. Le retour régulier à la phase II pendant une à deux semaines en alternance avec la phase III a montré de très bons résultats. Par cette façon de procéder, on peut efficacement prévenir les récidives. L'intercalation de journées uniquement constituées de jus est également appropriée. Par contre, avant de retourner à la phase III, il est recommandé de suivre la phase II pendant 3–4 jours.

Plan diététique pour une semaine dès la phase III

Le petit déjeuner
est identique tous les jours.
Birchermuesli avec de la purée d'amandes ou de sésame
Noix (amandes, noisettes, noix de Para, noix) râpées ou entières sur le Birchermuesli
Pain complet garni de margarine végétale diététique
Tisane avec du miel

1er jour
Repas de midi
Divers fruits
Légumes crus: chou-fleur, tomates, laitues, haricots, bâtonnets de pommes de terre
Pudding de riz au citron

Repas du soir
Comme le petit déjeuner, avec en plus un potage aux grains de blé vert

2ème jour
Repas de midi
Fruits
Légumes crus: chou-rave, salade pommée
Bouillon de légumes
Chou-fleur, pommes de terres persillées

Repas du soir
Comme le petit déjeuner, avec en plus une bouillie de céréales broyées aux raisins

3ème jour
Repas de midi
Fruits
Légumes crus: panais, concombre, salade pommée
Petits pois cuits à l'étuvée dans une couronne de riz
Gelée de fruits

Repas du soir
Comme le petit déjeuner, avec en plus un potage aux pommes de terre

4ème jour
Repas de midi
Fruits
Légumes crus: carottes, épinards, cresson de fontaine
Soupe au riz
Choux-raves cuits à l'étuvée
Pommes de terre aux tomates

Repas du soir
Fruits et noix
Bouillie de céréales broyées et une compote de pruneaux

5ème jour
Repas de midi
Fruits
Légumes crus: betteraves (carottes rouges), chicorée scarole, salade pommée
Laitues à l'étuvée, pommes de terre braisées
Pommes farcies aux raisins et noix

Repas du soir
Comme le petit déjeuner, avec en plus une minestrone au riz

6ème jour
Repas de midi
Fruits
Légumes crus: radis noir, courgettes, salade des champs
Soupe aux herbes
Chou-fleur à l'étuvée
Pommes de terre à la Lyonnaise

Repas du soir
Birchermuesli, noix
Pain complet au Nussa et confiture de cynorhodon ou miel

7ème jour
Repas de midi
Fruits, fruits secs
Légumes crus: scorsonères, concombre, salade pommée
Choux de Bruxelles à l'étuvée, riz japonais
Potage froid aux bananes

Repas du soir
Pamplemousse sucré avec du sucre de canne
Nouilles au soja agrémentées au beurre de noix
Salade de tomates

Table récapitulative des produits de substitution concernant les aliments d'origine animale qui doivent absolument être supprimés dans la phase III

Le beurre
Pour tartiner les tranches de pain, choisissez une margarine végétale diététique de qualité traitée selon des méthodes naturelles. Consultez la liste des ingrédients sur l'emballage et assurez-vous qu'elle ne contienne aucune protéine animale.

Utilisez de la graisse végétale diététique pour étuver et rôtir vos aliments. Pour agrémenter vos salades et légumes, servez-vous de purée de noix. Vous trouvez différentes sortes de purées (purée d'amandes, purée de noix de cajou, divers mélanges de noix, etc.) dans les magasins diététiques que vous pouvez apprécier à cru, ou apprêter avec un peu d'eau et chauffer rapidement jusqu'à obtenir une crème onctueuse pour napper vos légumes et vos pommes de terre. La pâte de sésame est également un substitut idéal du beurre.

La crème
Pour les sauces et les mets cuits, utilisez de la crème de soja que vous pouvez vous procurer dans les magasins diététiques. Seul inconvénient, vous ne pouvez pas la battre. Vous pouvez obtenir une crème d'amandes onctueuse en battant avec le fouet de la purée d'amandes, mélangée à un peu d'eau et relevée selon les besoins avec du sel de mer ou du miel.

Le lait
Le lait n'est pas aussi facile à remplacer dans l'alimentation. Cependant, vous pouvez supprimer le lait dans vos potages en ajoutant tout simplement un peu plus d'eau à la place. Vous pouvez remplacer le lait dans vos boissons et dans vos recettes, selon vos goûts, par du lait d'amandes, du lait de soja, du lait de sésame, du lait de pignon, du lait de riz ou du lait de noix de coco (voir recettes).

Le yogourt
Il en va de même pour le yogourt qui est une denrée alimentaire difficile à remplacer. Certes, vous trouvez dans les magasins diététiques des yogourts de soja, mais ils sont malheureusement souvent trop sucrés. Par contre, pour ce qui est du Birchermuesli, il y a moult façons savoureuses de l'accommoder sans yogourt. Lorsque vous ressentez le besoin de vous alimenter entre les repas, mangez des noix et des fruits frais ou secs et éventuellement une galette croustillante au seigle ou à l'épeautre tartinée avec de la margarine végétale.

Les œufs
Pour lier vos sauces, utilisez de la farine de maranta ou de la fécule de maïs ou de pommes de terre.
Tofu: pour un œuf, 50 g de tofu passé au mixer.

La mayonnaise
Pour remplacer la mayonnaise, préparez une émulsion d'amandes ou une émulsion composée de farine complète de soja sans adjonction de blé.

Le fromage et le séré
Ne saupoudrez pas vos légumes, vos soupes, vos pâtes, etc. avec du fromage râpé! Au lieu de préparer vos sandwichs avec du fromage et du séré, utilisez diverses pâtes à tartiner purement végétales et, pour accompagner les salades, vous trouvez dans le commerce des tofu-burgers déjà cuisinés. Lors de l'achat, contrôlez que les aliments ne contiennent pas d'albumines (présentes dans le lait et les œufs), pas de blé, pas de composants de champignons.

Le blé
Pour préparer vos mets à base de céréales, vous pouvez utiliser toutes les autres

sortes de céréales. Une petite quantité de farine de blé entre dans la composition de la plupart des pains de seigle, d'orge ou d'épeautre. Renseignez-vous auprès de votre boulanger sur les farines utilisées pour la fabrication du pain, et lorsque vous achetez des galettes croustillantes, étudiez attentivement les ingrédients mentionnés.

La phase IV

Cette forme de régime est particulièrement appropriée pour maintenir la santé et pour prévenir le rhumatisme. Continuez de vous alimenter de la sorte après la guérison. Ainsi, vous éviterez de contracter simultanément la plupart des autres maladies chroniques, telles que le cancer, les maladies du cœur et les maladies cardio-vasculaires, etc. Déjà, dans la pratique de l'Ayurveda, une thérapeutique et un art de vivre transmis par l'Inde ancienne, on visait, avec cette manière de s'alimenter, une espérance de vie de 100 ans tout en gardant une santé éclatante et un équilibre psychique harmonieux.

Plan diététique pour une semaine dans la phase IV

Le petit déjeuner
est identique tous les jours
Birchermuesli ou fruits ou jus de fruits
Noix entières ou râpées
Pain complet avec beurre, margarine végétale ou purée de noix
Infusion de cynorhodon ou autres tisanes

Propositions pour le repas du soir
Birchermuesli, fruits ou salade de fruits crus ou une moitié de pamplemousse,
en complément une soupe, du pain, du fromage
ou des pommes de terre rôties agrémentées de séré aux herbes, salade
ou des canapés et salade
ou un plat de riz ou de pâtes avec salade

Propositions pour le repas de midi

1er jour
Fruits, fruits secs
Légumes crus: carottes, endives, salade pommée
Bouillon de légumes avec croûtons de pain
Scorsonères à l'étuvée
Pommes de terre aux tomates

2ème jour
Fruits, fruits secs
Légumes crus: betteraves (carottes rouges), concombre, cresson de fontaine
Tomates farcies
Crème au citron

3ème jour
Fruits
Légumes crus: céleri, tomates, salade des champs
Potage à la semoule
Chou haché, pommes de terre au cumin

4ème jour
Fruits
Légumes crus: scorsonères, épinards, endives
Carottes en sauce, polenta
Crème de pommes

5ème jour
Fruits
Légumes crus: radis noir, courgettes, salade pommée
Potage aux légumes
Côtes de bette avec une sauce béchamel
Pommes de terre à la Lyonnaise

6ème jour
Fruits
Légumes crus: chou-fleur, cresson de fontaine, salade pommée
Potage au cerfeuil

Pâtes aux épinards à la sauce tomate saupoudrées de fromage râpé

7ème jour
Fruits
Légumes crus: tomates crues farcies à la salade de céleri, salade pommée
Courgettes, purée de pommes de terre avec des tomates
Flamèri aux amandes nappé de sirop de framboises.

Les recettes

N'utilisez pas les recettes portant une astérisque (*) pendant le régime strict (phases I–III). Par contre, toutes les recettes conviennent parfaitement pour la variante douce du régime. Supprimez les ingrédients munis d'une astérisque (*) pouvant figurer dans l'une ou l'autre des recettes pendant le régime strict.

Les jus

Les jus sont des «crudités» raffinées par un procédé mécanique et sont un complément nutritif spécialement enrichissant. Ils sont particulièrement appropriés pour les personnes souffrant de maladies de l'estomac et des intestins et lorsque les composants bruts, comme la cellulose, sont interdits. Cependant, les crudités entières ont toujours une valeur nutritive supérieure et ne peuvent donc être remplacées par des jus à long terme. Par contre, un potentiel d'énergie plus élevé est libéré par l'éclatement des cellules végétales dans le presse-fruits qui est d'une importance capitale pour le processus inductif de guérison par l'intermédiaire du système de base. C'est la raison pour laquelle un régime thérapeutique doit toujours débuter avec des jus frais et, par la suite, toujours en contenir comme aliment complémentaire.

Pour la préparation des jus, les légumes crus sont soigneusement nettoyés (voir chapitre des légumes crus), puis pressés à la main ou dans une centrifuge électrique. Les jus ainsi préparés doivent être servis sans tarder car ils perdent de leur valeur nutritive si on les laisse reposer.

Jus de fruits

a) Jus de fruits non mélangés:
oranges, mandarines, pamplemousses, pommes, poires, raisins, fraises, myrtilles, groseilles, framboises, pêches, abricots, pruneaux, mangues, kakis, kiwis.

b) Jus de fruits mélangés:
oranges, mandarines, pamplemousses, kakis ou du jus de baies avec du jus de pommes ou
du jus de baies avec du jus de pêches, d'abricots ou de pruneaux ou
des bananes écrasées
avec du jus d'oranges, du jus de baies, de pêches, de mangues ou d'abricots.

Adjonction selon désir ou prescription: jus de citron, sucre de canne diététique, miel, concentré de fruits, crème*, yogourt*, lait d'amandes.

Jus de légumes

Servis frais, ils ont une teneur élevée en substances minérales et en vitamines. Chaque jus possède sa propre valeur.

a) jus de légumes non mélangés:
tomates, carottes, betteraves (carottes rouges), radis noir, chou, céleri*, tous les légumes à feuilles, à bulbes et à racines. Les jus d'ortie, d'oseille et de pissenlit sont d'excellents dépuratifs sanguins, cure à effectuer au printemps.

b) jus de légumes mélangés:
carottes, tomates, épinards mélangés à parts égales (excellent jus)
tomates et carottes, tomates et épinards.
D'autres mélanges peuvent être apprêtés selon ses propres goûts.

Pour varier de temps en temps, ajouter soit de l'oseille, de l'ortie, de la ciboulette ou du persil, des oignons, des feuilles tendres de céleri* en tige ou du céleri* ou d'autres fines herbes. Pour un verre (1½-2 dl): 1 cuillerée à café de purée d'amandes, un peu de jus de citron, éventuellement un peu de concentré de fruits.

c) jus de pommes de terre:
utiliser des pommes de terre bien nettoyées, éventuellement pelées (ne pas choisir des pommes de terre imma-

tures, vertes ou germées). Préparer le jus de pommes de terre comme le jus de carottes. Il n'est pas très agréable au goût, mais il est très efficace en cas de brûlures d'estomac, d'ulcères de l'estomac ou du duodénum.

Bouillie de céréales comme complément aux jus

Cette bouillie est mélangée dans une proportion de 1/3 de céréales pour 2/3 de jus. Elle neutralise le goût prononcé de certains fruits et légumes. La quantité quotidienne peut être préparée à l'avance et conservée dans une bouteille thermos jusqu'à consommation.

a) Bouillie de riz ou d'orge:
délayer une bonne cuillerée à café de farine de riz ou d'orge dans 2 dl d'eau froide et faire cuire 5 minutes en remuant constamment. Laisser refroidir.

b) Décoction de graines de lin:
laver une cuillerée à soupe de graines de lin, ajouter 2 dl d'eau, faire bouillir pendant 10 minutes, passer au tamis et laisser refroidir.

Les tisanes et les infusions

Pour réaliser vos infusions, utilisez le plus souvent possible les feuilles entières car les feuilles hachées finement perdent leurs huiles essentielles (thé en sachets). Laisser infuser les tisanes à couvert.

Thé amer
Absinthe
Petite centaurée
Chardon bénit
Mélanger à parts égales, verser de l'eau frémissante et laisser infuser 5 minutes. En cas de manque d'appétit, boire 2–3 cuillerées à soupe une demi-heure avant le repas (légère action stimulante sur la vésicule biliaire).
Les personnes sensibles n'utiliseront que de la petite centaurée.

Thé à l'absinthe
Verser de l'eau frémissante et laisser infuser 5 minutes.
Thé très amer, stimule la production de bile et favorise la sécrétion de suc gastrique.
Boire par gorgées durant la journée.

Thé contre les flatulences
Cumin
Fenouil
Anis
Mélanger à parts égales, verser de l'eau frémissante et laisser infuser 20 minutes. En cas de flatulences, boire une tasse entière après les repas.

Thé à la camomille
Verser de l'eau frémissante. Ne pas laisser infuser.
A boire en cas de douleurs abdominales.
A un effet dépuratif et antispasmodique.
Pour lavements et usage externe.

Thé à la menthe
Verser de l'eau frémissante. Ne pas laisser infuser.
Vertu calmante, stimule la sécrétion biliaire.

Thé à la verveine
Verser de l'eau frémissante. Ne pas laisser infuser.
Vertu calmante, propriété expectorante.
Boisson très appréciée des Français.

Thé de mélisse
Verser de l'eau frémissante. Ne pas laisser infuser.
Effet relaxant.
A boire aussi le soir avant de dormir.

Thé à l'écorce de citron
Couper l'écorce d'un citron non traité en fines lamelles, laisser cuire à feu doux pendant 5 minutes dans un demi-litre d'eau, puis laisser infuser 10 minutes et passer le tout au tamis.
Vertu calmante.

Thé à la fleur d'oranger
Cuire 2–3 minutes 2–3 fleurs, laisser infuser un instant et passer au tamis. Sucrer avec du miel.
Vertu calmante. A boire avant de se coucher.

Thé aux graines de lin
Cuire 1 cuillerée à soupe de graines de lin dans un demi-litre d'eau pendant 7–10 minutes et laisser infuser un instant. Propriété expectorante et action légèrement laxative.

Thé d'alchémille (manteau des dames)
Ajouter 2 cuillerées à soupe de feuilles d'alchémille dans un demi-litre d'eau frémissante, laisser infuser 10 minutes.
Efficace contre les troubles de menstruation et les problèmes liés à la santé de la femme.

Thé d'alchémille argentine
Préparer comme le thé d'alchémille.
Propriétés similaires.

Thé de solidage (verge d'or, herbe des Juifs)
Verser 1 cuillerée à soupe de solidage dans un demi-litre d'eau, cuire 1 minute, laisser infuser 10 minutes.
En cas de rétention d'eau, d'affections rénales ou vésicales. Diurétique.
Boire 2–3 tasses par jour.

Thé de busserole (raisin d'ours)
Cuire à feu doux 1 ½ cuillerée à soupe de feuilles de busserole dans 5 dl d'eau pendant 5 minutes, laisser infuser 10 minutes, puis passer au tamis.
En cas de cystite.

Thé de lavande
Verser de l'eau frémissante sur 1 cuillerée à café de fleurs de lavande, laisser infuser un instant.
Vertu calmante et effet épanouissant.

Thé de cynorhodon
Faire tremper pendant 12 heures 2–3 cuillerées de cynorhodon (enveloppes et graines) dans un litre et demi d'eau, puis cuire ½–¾ d'heure à feu doux, passer au tamis. Un reste de cynorhodon cuit la veille peut être recuit avec la préparation fraîche du lendemain.
Légèrement diurétique, stimule la production de bile.

Les mueslis

Les recettes sont calculées pour 1 personne

Le muesli aux pommes
Le véritable muesli aux pommes, tel que le Dr Bircher l'a conçu et prescrit mille et une fois avec succès à ses patients, reste également, selon notre longue expérience dans ce domaine, le meilleur aliment diététique.

Les variétés de pommes acides et juteuses à chair blanche sont particulièrement indiquées pour la préparation du muesli, comme par exemple, la transparente blanche, la Gravenstein, la pomme raisin, le chasseur de Menznau, la Jonathan, l'Ontario, la Wellington, la pomme cloche, la reinette de Champagne.

Si vous utilisez des sortes de pommes plus fades et dont la chair est moins juteuse, vous pouvez relever l'arôme en ajoutant du zeste d'orange ou de citron non traité fraîchement râpé ou vous pouvez rehausser le goût avec du jus d'orange ou un peu de purée de cynorhodon.

1 cuillerée à soupe (8g) de flocons d'avoine fins
3 cuillerées à soupe d'eau
1 cuillerée à soupe de jus de citron
½ orange pressée
200 g de pommes
1 cuillerée à soupe de noisettes ou d'amandes, râpées

Laisser tremper les flocons d'avoine pendant 12 heures (durant la nuit pour le petit déjeuner).

Mélanger les flocons avec le jus de citron et le jus d'orange jusqu'à obtenir une sauce veloutée. Laver les pommes, enlever les queues et les pépins. Râper directement les pommes dans la préparation en utilisant la râpe Bircher et remuer souvent, afin que le muesli garde un aspect agréable et appétissant. Saupoudrer de noisettes ou d'amandes râpées et servir immédiatement. Ne jamais laisser reposer.

Variantes: au lieu de flocons d'avoine, on peut utiliser des flocons de blé*, de riz, d'orge, de seigle, de millet, de sarrasin ou de soja, éventuellement mélangés à des flocons de levure (riches en vitamines B).

Autre proposition: mélanger 1 cuillerée à café de flocons d'avoine trempés avec 1 cuillerée à café de grains de céréales (faire tremper dans l'eau pendant 24 heures, les égoutter dans une passoire et les rincer à l'eau froide, entiers, broyés ou moulus).

Muesli aux pommes avec purée d'amandes ou de sésame
1 cuillerée à soupe de flocons d'avoine
3 cuillerées à soupe d'eau
1 cuillerée à soupe de jus de citron
1 cuillerée à soupe de purée d'amandes ou de sésame
1 cuillerée à soupe de miel
3 cuillerées à soupe d'eau
200 g de pommes
1 cuillerée à soupe de noisettes ou d'amandes, râpées

Laisser tremper 12 heures, mélanger le jus de citron, la purée, le miel et l'eau avec le fouet jusqu'à obtenir une sauce veloutée. Ajouter les flocons d'avoine et les pommes (préparées selon la recette de base). Saupoudrer de noisettes ou d'amandes râpées. Consommer immédiatement.

Muesli aux pommes avec yogourt*

1 cuillerée à soupe de flocons d'avoine
3 cuillerées à soupe d'eau
2 cuillerées à soupe de yogourt* Bifidus ou de lait* acidulé Bifidus
1 cuillerée à café de miel
200 g de pommes
1 cuillerée à soupe de noisettes ou d'amandes râpées

Préparation selon la recette de base.

Muesli aux petits fruits et aux fruits à noyaux (particulièrement riche en vitamines C)

Préparer une sauce à la purée d'amandes ou de sésame. Ajouter au dernier moment:
150–200 g de fraises ou de framboises, myrtilles, groseilles ou mûres, écrasées finement au moyen d'une fourchette, ou 150–200 g de pruneaux, de pêches ou d'abricots dénoyautés et passés au hachoir ou finement coupés avec le couteau.
En cas de troubles de l'estomac ou des intestins, il faut éviter de manger des pruneaux ou des abricots.

Muesli aux divers fruits

Les mélanges de fruits suivants sont particulièrement savoureux:

fraises et framboises
fraises, framboises et groseilles
fraises et pommes
mûres et pommes
pommes et quartiers d'oranges et de mandarines finement coupés
pommes et bananes
pommes et pêches

Sauce à la purée d'amandes ou de sésame
ou
sauce au yogourt* dans le cadre du régime moins strict.
N'utilisez que des fruits frais, pas de fruits en conserve (salade de fruits, etc.!)

Muesli aux fruits secs

Si pour une raison ou pour une autre vous ne disposez pas de fruits frais pour préparer votre muesli, vous pouvez utiliser des fruits secs (pommes, abricots, pruneaux, poires).
Laver 100 g de fruits secs. Laisser tremper 12 heures dans de l'eau froide avant de les passer au hachoir. Mélanger cette masse à la sauce de purée d'amandes ou de sésame ou à une sauce au yogourt*.
Choisissez des fruits secs d'une qualité irréprochable sans produits de conservation ou de décolorants qui pourraient vous occasionner des troubles de l'estomac ou des intestins.

Grains de céréales germés

Particulièrement riches en vitamines des groupes B et E. Aliment fortifiant.
1er jour, le soir: mettre les grains dans une passoire et les laver sous l'eau courante. Verser ceux-ci dans une coupe et couvrir d'eau. Garder à température ambiante près du four.
2ème jour, le matin: rincer et faire sécher sur une assiette plate à température ambiante près du four.
Le soir: remettre dans une coupe et recouvrir d'eau, température ambiante, près du four.
3ème jour, le matin: rincer et faire sécher sur une assiette plate.
Le soir: remettre dans une coupe et recouvrir d'eau, température ambiante, près du four.
Au 4ème jour, les grains de céréales auront germé (1–2cm) et seront ainsi prêts à la consommation.

L'utilisation d'appareils spécialement conçus pour faire germer les grains de céréales et disponibles dans différentes grandeurs vous simplifiera la tâche.

Les légumes crus et les salades

Lors de la préparation de légumes crus, il est important d'observer les recommandations suivantes:

fraîcheur et qualité

Les plantes potagères les plus saines et les plus savoureuses sont les légumes qui ont mûri au soleil, qui sont issus de culture biologique et qui proviennent, dans la mesure du possible, de son propre jardin. Les tomates et les herbes aromatiques peuvent être cultivées sur le balcon. Pour préparer vos mets, choisissez des légumes dont les feuilles et les racines sont jeunes, tendres et non décolorées. Ils ne doivent pas être fanés ou présenter des signes de pourriture sur le trognon. Il est particulièrement important d'utiliser des plantes potagères fraîches et d'une qualité irréprochable pour le régime diététique.
Les légumes crus doivent être préparés juste avant leur consommation et immédiatement mélangés à la sauce, car la teneur en vitamines des légumes et salades hachés diminue lors d'un contact prolongé à l'air.

Nettoyage des légumes

Les légumes provenant de culture biologique et cultivés sans épandage de purin ne contiennent pas d'œufs de vers. Malgré cela, tous les légumes frais doivent être minutieusement nettoyés. Il convient d'observer que les substances, telles que la vitamine C, les vitamines du groupe B ainsi que les éléments minéraux se dégradent dans l'eau.

Composition harmonieuse

Chaque assiette de salades devrait autant que possible être composée des trois éléments suivants: racine, fruit et feuille. Les feuilles de salades vertes, en particulier, doivent toujours figurer dans la composition des mets dans le cadre du régime diététique. Il est également souhaitable de varier les sauces selon le choix de légumes. Un plat préparé avec des légumes de coloris différents ne flatte pas uniquement le palais, mais offre aussi un plaisir esthétique et contribue au désir de manger. De petites garnitures, telles que des herbes aromatiques, des radis, des carottes nouvelles ou des olives, peuvent apporter encore un peu plus de couleurs et donner un aspect de fêtes. Cependant, le nombre de légumes ne devrait pas dépasser le nombre de trois par repas au cours d'une journée. Une multiplicité exagérée peut entraver la digestion.

Nettoyage des légumes verts

En ce qui concerne les salades vertes, la chicorée scarole, la laitue et l'iceberg, ainsi que d'autres variétés de salades à feuilles vertes, les choux blancs, les choux rouges, etc., détachez les feuilles et lavez minutieusement une feuille après l'autre sous l'eau courante. Rincez plusieurs fois et essorez soigneusement.
Rincez plusieurs fois et par petites portions les salades à petites feuilles, telles que la salade à tondre, la mâche, les épinards, la dent-de-lion, le cresson de fontaine, la roquette, la chicorée de Trévise et les choux de Bruxelles. Enlevez les racines et les tiges coriaces.
Partagez les endives en deux, ôtez les feuilles extérieures et rincez soigneusement à l'eau courante.

Nettoyage des légumes à racine
Céleris, carottes, radis noirs, radis, carottes rouges, choux-raves, scorsonères. Nettoyez les légumes à racine sous l'eau courante au moyen d'une brosse, les peler et les râper directement dans la sauce. Les mélanger aussitôt avec soin afin que les légumes conservent leur couleur fraîche et appétissante.

Nettoyage des fruits légumiers
Lavez les tomates et les couper en tranches ou en morceaux. Pelez les concombres et les couper en petits morceaux ou les râper grossièrement. Les concombres jeunes de culture biologique n'ont pas besoin d'être pelés. Pour les salades, n'utilisez que des courgettes jeunes et tendres, soigneusement lavées sans les peler, à couper en rondelles ou en allumettes. Les poivrons jaunes et verts (piments doux) sont moins forts que les rouges. Lavez les poivrons, partagez-les en deux, enlevez les pépins et coupez-les en petits morceaux. Malheureusement, la plupart des poivrons que nous trouvons sur les étalages des magasins proviennent pratiquement tous de cultures hors sol.
Découpez le chou-fleur en grands morceaux, enlevez les troncs et faites tremper dans de l'eau salée ou lavez soigneusement les petits bouquets sous l'eau courante.
Lavez et pelez les céleris en branches, ôtez les parties coriaces.
Partagez les poireaux et les fenouils en deux, lavez-les sous l'eau courante et préparez-les.

Méthodes spéciales de nettoyage
Lorsque vous séjournez dans des pays de l'hémisphère sud ou dans des pays tropicaux et que vous préparez vous-même vos repas, nous vous conseillons d'appliquer les méthodes de nettoyage suivantes pour les légumes et éventuellement aussi pour les fruits dont la propreté et la teneur en germes suscitent parfois quelques doutes. Ces méthodes sont également valables pour des plantes fumées au purin.

1. Pour éliminer les œufs de vers et la vermine, trempez les légumes dans une solution diluée de sel (1 poignée de sel pour 5 litres d'eau). Au contact de cette solution, les œufs de vers, incrustés dans une couche albuminée qui leur sert de support, se détachent et sont ainsi éliminés lors du rinçage suivant.
2. Les bactéries, les colibacilles et les champignons, qui dans nos contrées ne sont d'aucun danger pour un sujet en bonne santé, peuvent être éliminés à l'aide d'acide citrique ou de vinaigre. Pour cela, vous préparez une solution de 60 g d'acide citrique (disponible en droguerie) pour 1 litre d'eau et vous y laissez particulièrement tremper les légumes à feuilles pendant 15 minutes. Rincez soigneusement sous l'eau courante. Filtrez la solution d'acide citrique et conservez celle-ci car elle peut être réutilisée 3 à 4 fois.
3. Les légumes à bulbes et les fruits légumiers seront soigneusement nettoyés et versés dans un tamis que vous plongez ensuite 10 secondes dans de l'eau en ébullition. Les germes se trouvant dans la couche extérieure sont ainsi détruits tandis que le légume reste cru à l'intérieur.
4. On peut venir à bout de presque tous les germes contenus dans les jus de fruits ou de légumes, sans pour autant appliquer ces méthodes de nettoyage, en ajoutant simplement du jus de citron fraîchement pressé (1/5 de la quantité totale).
5. Pour se protéger des infections causées par les amibes sous les tropiques, plongez les légumes nettoyés dans une solution de chlorure de chaux (5 g de chlorure de chaux pour 1 litre d'eau). Lavez ensuite les légumes à l'eau bouillie afin d'éliminer toute trace de chlorure de chaux.

Les sauces à salades

Sauce à l'huile
1 cuillerée à soupe d'huile (huile d'olive ou de tournesol, 1ère pression à froid, huile de chardon ou de noix)
1 cuillerée à café de jus de citron ou de vinaigre de fruits, un peu d'oignon râpé
éventuellement de l'ail
1 cuillerée à café de fines herbes fraîches ou une pointe de couteau d'herbes séchées
Mélanger tous les ingrédients et battre au fouet jusqu'à obtention d'une sauce onctueuse.

Sauce mayonnaise*
(Quantité pour 6–8 portions)
1 jaune d'œuf
2 ½ dl d'huile
quelques gouttes de jus de citron
Battre le jaune d'œuf, puis verser l'huile goutte à goutte sur le jaune d'œuf en remuant continuellement avec le fouet.
Ajouter le jus de citron.
La mayonnaise peut être conservée au réfrigérateur pendant quelques jours.
Pour 1 portion:
1 cuillerée à soupe de mayonnaise
1 cuillerée à café de jus de citron
un peu de moutarde
1 cuillerée à café de fines herbes ou 1 pointe de couteau d'herbes séchées
Mélanger soigneusement tous les ingrédients.

Sauce mayonnaise avec farine complète de soja au lieu d'un œuf
(Quantité pour 6–8 portions)
2 cuillerées à soupe de farine de soja
6 cuillerées à soupe d'eau
2 dl d'huile
Mélanger la farine de soja avec l'eau jusqu'à obtention d'une pâte lisse. Verser lentement l'huile sur la pâte en remuant continuellement avec le fouet.

Pour 1 portion
Même mélange que pour la sauce mayonnaise.

Sauce à la crème*
2 cuillerées à soupe de crème
1 cuillerée à café de séré
1 cuillerée à café de jus de citron
un peu d'oignon râpé
éventuellement de l'ail pressé
1 cuillerée à café de fines herbes fraîches ou une pointe de couteau de fines herbes séchées

Bien mélanger tous les ingrédients avec le fouet.

Sauce au yogourt*
2–3 cuillerées à soupe de yogourt
quelques gouttes de jus de citron
un peu d'oignon râpé
éventuellement de l'ail pressé
1 cuillerée à café de fines herbes fraîches ou une pointe de couteau de fines herbes séchées

Bien mélanger tous les ingrédients avec le fouet.

Sauce à la purée d'amandes ou de sésame
1 cuillerée à soupe de purée d'amandes ou de sésame
3 cuillerées à soupe d'eau
1 cuillerée à café de jus de citron
un peu d'oignon râpé
éventuellement de l'ail pressé
1 cuillerée à café de fines herbes fraîches

ou une pointe de couteau de fines herbes séchées.
Mélanger la purée d'amandes ou de sésame avec l'eau jusqu'à obtention d'une émulsion veloutée et ajouter le reste des ingrédients.

Propositions de sauces et d'assaisonnements pour les diverses salades
Vous pouvez ajouter avec mesure du persil, de la ciboulette et des oignons à chacun de vos plats de légumes crus.

Salade pommée	sauce à l'huile	ciboulette, oignon
Salade à tondre	sauce à l'huile	ciboulette, oignon
Chicorée scarole	sauce à l'huile ou mayonnaise*	ciboulette, oignon, persil
Laitue	sauce à l'huile	basilic, marjolaine
Mâche	sauce à l'huile ou mayonnaise*	oignon
Cresson de fontaine	sauce à l'huile ou au yogourt*	oignon
Epinards	sauce à l'huile ou au yogourt*	menthe
Salade au chou: chou blanc, chou frisé, chou de Bruxelles, chou chinois, choucroute	sauce à l'huile ou mayonnaise*	livèche thym sarriette cumin
Tomates	sauce à l'huile ou mayonnaise*	basilic, thym, aneth
Concombre	sauce à l'huile ou à la crème*	aneth
Fenouil	sauce à l'huile ou à la crème*	ciboulette
Poivron	sauce à l'huile ou mayonnaise*	ciboulette
Radis noir	sauce à l'huile ou au yogourt*	ciboulette
Radis	sauce à l'huile ou au yogourt*	ciboulette
Céleri en branches	sauce à l'huile	oignon, ciboulette
Courgettes	sauce à l'huile ou mayonnaise*	aneth, bourrache, basilic
Carottes	sauce à l'huile ou sauce à la purée d'amandes	marjolaine livèche
Céleri	sauce à la purée d'amandes ou au yogourt*	basilic thym
Betteraves (carottes rouges)	sauce à la purée d'amandes ou mayonnaise*	livèche thym
Chou-fleur	sauce à la purée d'amandes ou sauce à la crème*	basilic marjolaine
Endives	sauce à la purée d'amandes ou sauce à la crème*	estragon marjolaine
Topinambour	sauce à la purée d'amandes	thym, mélisse
Chou-rave	sauce à la purée d'amandes ou au yogourt*	thym livèche
Panais	sauce à la purée d'amandes ou au yogourt*	thym livèche
Scorsonères	sauce à la purée d'amandes ou sauce à la crème	bourrache marjolaine
Chou rouge	sauce à la purée d'amandes ou sauce à l'huile	un peu de pommes râpées cumin, livèche

Propositions pour mélanges de légumes crus

Endives et petits dés de tomates	sauce à l'huile ou mayonnaise*
Poivrons et fenouil	sauce à l'huile
Fenouil et carottes	sauce à la purée d'amandes
Fenouil, endives et petits dés de tomates	mayonnaise* ou sauce à la purée d'amandes
Chou-fleur et carottes	sauce à la purée d'amandes
Tomates et poivrons	sauce à l'huile ou sauce à la purée d'amandes
Tomates crues farcies:	
aux concombres	sauce à l'huile ou au yogourt*
au céleri	sauce à la purée d'amandes
au chou-fleur	sauce à la crème*
au chou blanc	mayonnaise*

Salade de choucroute

La choucroute est un légume cru particulièrement nourrissant, surtout en hiver. La choucroute crue est plus digeste que lorsqu'elle est cuite. L'adjonction de choucroute crue coupée en fines lamelles peut améliorer considérablement le goût et rendre plus digeste une choucroute étuvée. Pour la choucroute en salade, défaire les feuilles et les couper en fines lamelles, ajouter quelques graines de cumin ou du cumin en poudre, 3–4 baies de genièvre hachées, un oignon haché et une pomme coupée en fines tranches, puis napper d'une sauce à l'huile ou à la mayonnaise*. Une salade de mâche et un légume à racine cru sont particulièrement indiqués pour accompagner la salade de choucroute.

Les variétés de lait

Lait d'amandes
Aliment oléifère et protéagineux d'origine végétale, riche en huiles végétales insaturées,
mucilagineux, vertu calmante.

1 cuillerée à soupe de purée d'amandes
1 ½ cuillerée à café de miel
1 ½ dl d'eau et 1 ½ dl de jus de fruits
(épaissit légèrement l'émulsion)
Mélanger la purée d'amandes et le miel au fouet et ajouter l'eau goutte à goutte, puis incorporer le jus de fruits.

Lait d'amandes douces, fraîches
particulièrement digeste

1 ½ cuillerée à soupe d'amandes pelées
(pas d'amandes amères!)
1 cuillerée à café de miel
1 ½ dl d'eau

Mélanger les amandes, le miel et l'eau au mixer, passer éventuellement le breuvage obtenu.

Lait de pignons de pin
Riche en substances oléifères et protéagineuses d'origine végétale particulièrement digestes qui ménagent le processus du métabolisme.

1 ½ cuillerée à soupe de pignons de pin
1 cuillerée à café de miel
1 ½ dl d'eau

A préparer comme le lait d'amandes douces.

Lait de sésame
2 dl d'eau chaude ou froide
1 cuillerée à soupe rase de purée de sésame
1 cuillerée à café de jus de citron
1 cuillerée à café de miel
Mélanger la purée de sésame et le miel au fouet, ajouter l'eau goutte à goutte. Après obtention d'une émulsion, incorporer le jus de citron.

Crème de sésame
A préparer comme le lait de sésame, toutefois avec moins d'eau. Pour les potages froids aux fruits et pour remplacer la crème.

Frappé au sésame
A préparer comme le lait ou la crème de sésame en ajoutant en plus du jus de fruits, du cidre doux, des concentrés de fruits.

Lait de soja
1 tasse de graines de soja
7 tasses d'eau
1 cuillerée à soupe de sucre de fruits
eau

Laver et sécher les graines de soja, puis les moudre dans un moulin à amandes. Laisser tremper 2 heures, puis cuire pendant 20 minutes en utilisant l'eau dans laquelle les graines de soja ont trempé. Remuer constamment. Egoutter. Ajouter de l'eau jusqu'à obtention d'un liquide ayant la consistance du lait de vache. Ajouter le sucre de fruits et laisser refroidir.

Le beurre, les graisses végétales et les huiles. Cuisson ménageant les éléments nutritifs et cuisson à la vapeur

Dans la cuisine diététique selon Bircher, nous utilisons exclusivement des huiles pressées à froid ainsi que de la purée d'amandes et d'autres purées de noix pour assaisonner les plats de crudités, et pour la préparation des mets chauds, nous employons un peu de beurre* frais et des graisses végétales. Les huiles végétales ne supportent en principe pas les températures élevées car les acides gras insaturés peuvent se transformer chimiquement en radicaux dangereux pour la santé.

Beurre* frais
Pour affiner les mets. Il peut également être utilisé dans les quantités indiquées en cas de maladies cardio-vasculaires et dans le cadre de ce régime.

Margarine végétale et graisse alimentaire diététique
(en Suisse, par exemple, Nussella, Becel et en Allemagne, Vitaquell, Eden)
Les margarines végétales sont des émulsions de corps gras alimentaires d'origine végétale composées d'une part de graisses solides, c'est-à-dire de graisses hydrogénées, telles que la graisse de coco ou la graisse de palme, et d'autre part d'huiles et d'huiles de graines à l'état liquide dans une proportion la plus élevée possible, en particulier de l'huile de tournesol.

Crème de noix et purée d'amandes
Elles ont un délicieux parfum de noix, respectivement d'amandes. Elles trouvent moult applications, notamment dans les régimes, et relèvent, par leur goût agréable, les mets de légumes, de pommes de terre, de riz et de pâtes à la place de beurre* ou de margarine végétale.

Huile de tournesol pressée à froid, huile de grains de maïs, huile de chardon, huile de lin, huile d'olive pressée à froid
Provenant de culture biologique, ces huiles riches en acides gras insaturés sont traitées avec précaution selon des méthodes naturelles. Elles sont plus facilement digérées par la plupart des individus que le beurre* fondu. Comme nous l'avons déjà mentionné, ces huiles végétales ne doivent pas être chauffées à trop haute température car des radicaux dangereux pour la santé pourraient se dégager. Le goût très prononcé de l'huile de lin, imprégnée de quelques gouttes de jus de citron, ne se marie qu'avec certaines crudités. Par contre, cette huile est vivement recommandée pour les rhumatisants dans le cadre d'une cure: 2 x 2 cuillerées à soupe par jour. Ne pas laisser l'huile au contact de l'air. Bien fermer la bouteille et la conserver au réfrigérateur. L'adjonction de jus de citron empêche l'oxydation.

Cuisson ménageant les éléments nutritifs et cuisson à la vapeur
De nos jours, plus une ménagère ou une personne exerçant une activité professionnelle ne voudrait renoncer à la marmite à vapeur avec laquelle elle gagne un temps précieux, et qui, de plus, garantit une cuisson bien plus saine. Qui voudrait renoncer à tant d'avantages!
Dans la plupart des recettes, mais surtout pour la préparation des soupes, nous vous recommandons l'utilisation de la marmite à vapeur. Le temps de cuisson est sensiblement réduit (un tiers jusqu'à un quart du temps de cuisson normal). La plupart des recettes de légumes ou de pommes de terre peuvent se préparer à la marmite à

vapeur. Par ce mode de cuisson rapide, les éléments nutritifs essentiels et les vitamines sont conservés et les légumes gardent leur aspect, leur couleur et leur arôme. D'autre part, il est tout à fait possible de diminuer le temps de cuisson des légumes (excepté des pommes de terre) en choisissant la méthode traditionnelle de cuisson à l'étuvée, si on apprécie les légumes plutôt croquants ou cuits al dente. Nous vous recommandons d'utiliser la marmite à vapeur pour les céréales nécessitant une longue période de cuisson (par exemple: le maïs). Par contre, ce mode de cuisson ne convient pas pour les pâtes.

Les potages

Les recettes sont prévues pour une personne

Les soupes et les plats de légumes figurant dans cette rubrique sont souvent cuisinés avec du bouillon de légumes. Dans un petit ménage, il n'est pas rentable de préparer tous les jours du bouillon de légumes frais. Afin de vous simplifier le travail, vous pouvez utiliser de l'eau courante additionnée d'extrait de levure diététique sous forme de liquide ou de pâte ainsi que des cubes de bouillon de légumes d'origine végétale et exempts de sel. L'extrait de levure diététique est très riche en vitamines B et riche en glutathion et en lécithine.
La crème* affine les soupes et les légumes, mais elle peut cependant être remplacée par du lait*.

Bouillon de légumes
Cette recette est la seule recette calculée pour 4 personnes

1 cuillerée à soupe de graisse végétale diététique
1 oignon
2 carottes
1 petit céleri* (150 g)
chou, feuilles de bette
1 pied de poireau
3–4 l d'eau
½ feuille de laurier
livèche, basilic ou autres herbes fraîches ou herbes séchées

Couper l'oignon avec la pelure en deux et faire revenir dans la graisse chaude les surfaces coupées. Incorporer les légumes coupés en petits morceaux égaux et étuver à feu doux et à couvert au moins un quart d'heure. Mouiller avec l'eau et cuire à feu doux pendant 2 heures. Assaisonner selon goût.

Consommé de légumes
3 dl de bouillon de légumes
éventuellement un peu d'extrait de levure diététique
10 g de purée de noix
persil, ciboulette, herbes fraîches finement hachées

Verser le bouillon de légumes (préparé au préalable selon la recette ci-dessus) sur la purée de noix et les herbes fraîches. Eventuellement corriger l'assaisonnement avec un peu d'extrait de levure.

Potage de riz clair
½ cuillerée à soupe de graisse végétale diététique
un peu d'oignon haché
1 petite carotte
un peu de céleri* et de poireau
1 cuillerée à soupe de riz
6 dl de bouillon de légumes
ciboulette

Faire revenir les oignons dans la graisse chaude, ajouter les légumes coupés en dés et le riz, étuver le tout un instant, mouiller avec le bouillon chaud et cuire 15–20 minutes. Verser le potage dans une soupière garnie de ciboulette.

Potage de riz lié
½ cuillerée à soupe de graisse végétale
un peu de céleri*
1 petite carotte

un peu de poireau
1 cuillerée à soupe de riz
½ cuillerée à soupe de farine complète
6 dl de bouillon de légumes ou d'eau
1 prise de sel marin
livèche, persil, basilic, marjolaine
extrait de levure diététique
½ cuillerée à soupe de crème*
ciboulette

Faire revenir les légumes coupés en petits morceaux égaux dans la graisse chaude. Saupoudrer de farine, mouiller avec le bouillon de légumes et cuire 30 minutes. Assaisonner avec l'extrait de levure et les herbes fraîches. Mettre la crème* et la ciboulette dans une soupière et verser la soupe par-dessus.

Potage velouté de riz
1 cuillerée à soupe de farine de riz complet
¼ de cuillerée à soupe de farine complète
½ dl de lait*
6 dl de bouillon de légumes
½ cuillerée à soupe de beurre* ou de margarine végétale ou de purée de noix
1 cuillerée à soupe de crème*
1 prise de sel marin
ciboulette, marjolaine, éventuellement un peu de muscade ou du cumin

Délayer la farine de riz complet et la farine complète dans le lait* et verser dans le bouillon chaud. Cuire 30 minutes. Assaisonner avec les herbes fraîches et le sel. Mettre la crème* et le beurre* ou la margarine végétale ou la purée de noix dans une soupière, verser la soupe par-dessus et battre au fouet jusqu'à obtention d'une soupe onctueuse.

Potage aux fines herbes
1 cuillerée à soupe de farine complète
1 dl de lait*
5 dl de bouillon de légumes
1 cuillerée à soupe de crème*
éventuellement 5 g de beurre* ou de margarine végétale ou de purée de noix
1 prise de sel
livèche, basilic, estragon, marjolaine, ciboulette, éventuellement un peu de muscade ou du cumin

Délayer la farine complète avec un peu de lait* froid et incorporer dans le bouillon porté à ébullition. Cuire 15 minutes. Assaisonner avec les herbes fraîches. Mettre la crème* et éventuellement le beurre* ou la margarine dans une soupière, verser la soupe par-dessus et battre au fouet.

Crème d'avoine
1 cuillerée à soupe de graisse végétale diététique
2 cuillerées à soupe de flocons d'avoine fins ou plus gros
6 dl de bouillon de légumes
un peu de céleri*
1 cuillerée à soupe de crème*
1 prise de sel marin
extrait de levure, ciboulette, éventuellement un peu de muscade ou du cumin
éventuellement des bolets séchés coupés finement

Faire revenir rapidement les flocons d'avoine dans la graisse végétale. Ajouter le bouillon et le céleri*. Cuire environ 10 minutes les flocons fins et 20 minutes les flocons plus gros à feu doux. Passer le tout au mixer. Mettre la crème* et le sel marin dans une soupière et verser la soupe par-dessus. Assaisonner selon goût.

Potage aux gruaux d'avoine
½ cuillerée à soupe de graisse végétale diététique
2 cuillerées à soupe de gruaux d'avoine
un peu d'oignon haché
7 dl d'eau ou de bouillon de légumes
1 dl de lait*
un peu de céleri*
1 prise de sel marin

éventuellement 1 cuillerée à soupe de crème*
extrait de levure, ciboulette, persil, marjolaine ou bourrache

Faire revenir l'oignon et les gruaux dans la graisse végétale. Mouiller avec le bouillon de légumes et le lait* et incorporer le céleri*, cuire 45–60 minutes. Mettre la crème*, le sel marin et l'extrait de levure dans une soupière et verser la soupe cuite par-dessus. Assaisonner selon goût.

Potage aux grains de blé vert
½ cuillerée à soupe de graisse végétale diététique
un peu d'oignon haché
1 cuillerée à soupe de poireau coupé en petits morceaux
un peu de céleri* coupé en dés fins
1–2 cuillerées à soupe de grains de blé vert, entiers ou broyés, trempés pendant 12 heures
1 dl d'eau
5 dl de bouillon de légumes
1 prise de sel marin
livèche (éventuellement feuilles de céleri)

Faire revenir l'oignon, le poireau et le céleri* dans la graisse végétale. Ajouter les grains de blé vert et étuver un instant. Mouiller avec l'eau et le bouillon de légumes et cuire 1 à 1 ½ heure. Saler. En fin de cuisson, incorporer la livèche fraîche hachée finement et selon désir réduire la soupe en purée.

Potage vaudois à la semoule
½ cuillerée à soupe de graisse végétale diététique
1 cuillerée à soupe de semoule
½ cuillerée à soupe de farine complète
2 cuillerées à soupe de chou
6 dl de bouillon de légumes
1 cuillerée à soupe de crème*
5 g de beurre* frais ou de margarine végétale ou de purée de noix
1 prise de sel marin, 1 clou de girofle
extrait de levure
cumin, éventuellement un peu de muscade
livèche, basilic, marjolaine, persil, ciboulette

Faire revenir légèrement la semoule et la farine complète dans la graisse végétale. Incorporer le chou finement coupé et étuver jusqu'à ce que le chou se soit tassé. Mouiller avec le bouillon de légumes, ajouter l'extrait de levure, le cumin et le clou de girofle, cuire 30 minutes à feu doux. Assaisonner à volonté avec le sel et les fines herbes. Mettre la crème* et le beurre* ou la margarine végétale ou la purée de noix dans une soupière et verser la soupe cuite par-dessus.

Potage aux tomates
½ cuillerée à soupe de graisse végétale diététique
un peu d'oignon
1 petite carotte
un peu de céleri* et de poireau
1 gousse d'ail
1 cuillerée à soupe de farine complète
6 dl de bouillon de légumes
1 prise de sel marin
éventuellement un peu de concentré de tomates
un peu de sucre de fruits
1 clou de girofle, 1 petite feuille de laurier, un peu de romarin
éventuellement des bolets séchés hachés finement
5 g de beurre* ou de margarine végétale ou de purée de noix
1 cuillerée à soupe de crème*
ciboulette

Faire revenir les légumes coupés en petits morceaux égaux dans la graisse végétale, ajouter les tomates. Saupoudrer le tout de farine complète et mouiller avec le bouillon. Cuire 30 minutes à feu doux, puis réduire en purée. Ajouter les aromates et éventuellement un peu de concentré de tomates. Mettre le beurre* ou la margarine végétale (ou la purée de noix) et la crème* dans une soupière et verser la soupe cuite par-dessus. Parsemer de ciboulette finement coupée. Selon désir, ajouter 1 cuillerée à soupe de riz ou parsemer avec des croûtons de pain.

Potage estival aux tomates
4 tomates mûres
éventuellement 1 cuillerée à café de jus de citron ou
1 cuillerée à café de sucre de fruits
1 prise de sel marin
¼ dl de crème*

Découper les tomates en morceaux égaux, chauffer rapidement, assaisonner et réduire en purée. Ajouter la crème* et servir la soupe à température ambiante ou froide.

Diverses soupes aux légumes (carottes, épinards, chou-fleur)
½ cuillerée à soupe de graisse végétale diététique
un peu d'oignon haché
1 ½ cuillerée à soupe de farine complète
1 prise de sel marin
5 dl de bouillon de légumes
1 dl de lait*
1 cuillerée à soupe de crème*

Légumes: une carotte coupée en petits morceaux ou une petite tasse d'épinards passés au mixer ou hachés finement, un chou-fleur haché finement (garder quelques bouquets de chou-fleur et les cuire séparément).
Faire revenir l'oignon, les carottes ou le chou-fleur dans la graisse végétale. Saupoudrer de farine complète et étuver un court instant. Mouiller avec le bouillon de légumes et le lait* et cuire 20 à 40 minutes. Potage aux épinards: incorporer les épinards en fin de cuisson et retirer la casserole du feu. Mettre la crème* dans une soupière et y verser la soupe. Soupe de chou-fleur: décorer avec les bouquets de chou-fleur cuits.
Assaisonnement:
pour la soupe de carottes, feuilles de céleri* ou livèche, romarin ou marjolaine, 1 cuillerée à café de cumin.
Pour le potage aux épinards, quelques feuilles de menthe, persil, extrait de levure, ciboulette, une prise de muscade.
Pour la soupe de chou-fleur, pointes de feuilles de laurier, extrait de levure, un peu de basilic, persil, ciboulette, estragon.

Potage au cerfeuil
½ cuillerée à soupe de graisse végétale diététique
un peu d'oignon
1 pomme de terre de taille moyenne, coupée en dés
½ cuillerée à soupe de farine complète
5 dl de bouillon de légumes
1 prise de sel marin
1 cuillerée à soupe de cerfeuil haché
1 cuillerée à soupe de crème*

Faire revenir l'oignon dans la graisse végétale, ajouter la pomme de terre coupée en dés, saupoudrer de farine et mouiller avec le bouillon de légumes, saler. Cuire 30 minutes et passer au mixer. Mettre la crème* et le cerfeuil haché dans une soupière et verser la soupe par-dessus.

Crème de poireau
1 cuillerée à soupe de graisse végétale diététique
½ poireau haché grossièrement
1 ½ cuillerée à soupe de farine complète
6 dl de bouillon de légumes
1 prise de sel marin
extrait de levure, muscade
1 cuillerée à soupe de crème*
éventuellement 1 jaune d'œuf*

Faire revenir le poireau dans la graisse végétale et étuver jusqu'à ce qu'il se soit tassé. Saupoudrer de farine complète, mouiller avec le bouillon de légumes et cuire 30–40 minutes. Assaisonner avec le sel marin, l'extrait de levure et un peu de muscade. Passer au moulin à légumes. Mettre la crème* et éventuellement un jaune d'œuf* (délayer le tout) dans une soupière et y verser la soupe.

Soupe à l'oignon
½ cuillerée à soupe de graisse végétale diététique
1 oignon coupé en lamelles
1 cuillerée à soupe de farine complète
5 dl d'eau ou de bouillon de légumes
1 prise de sel marin
extrait de levure
basilic, muscade
1 cuillerée à soupe de crème*

Faire revenir les lamelles d'oignon dans la graisse végétale. Saupoudrer de farine complète et étuver rapidement. Mouiller avec le bouillon de légumes et faire cuire une demi-heure. Assaisonner. Mettre la crème* dans une soupière et verser la soupe par-dessus. Selon les goûts, passer la soupe au moulin à légumes.

Potage aux pommes de terre avec poireau
1 cuillerée à soupe de graisse végétale diététique
½ poireau, coupé en fines tranches
½ cuillerée à soupe de farine complète
5 dl de bouillon de légumes
1 pomme de terre de taille moyenne, finement coupée
1 prise de sel marin
extrait de levure
basilic, marjolaine
bolets séchés et hachés finement
1 cuillerée à soupe de crème*

Faire revenir le poireau dans la graisse végétale. Saupoudrer de farine complète et mouiller avec le bouillon de légumes. Ajouter la pomme de terre et cuire jusqu'à ce que les légumes soient tendres. Assaisonner. Mettre la crème* dans une soupière et verser la soupe par-dessus.

Potage brun aux pommes de terre
1 cuillerée à soupe de farine complète
5 dl d'eau
1 pomme de terre de taille moyenne, coupée en tranches
1 prise de sel marin
cumin, éventuellement de la marjolaine
½ cuillerée à soupe de fromage*
un peu de beurre* frais ou de margarine végétale ou de purée d'amandes

Rôtir la farine complète jusqu'à obtenir une belle couleur de châtaigne et mouiller avec l'eau. Incorporer la pomme de terre et la cuire jusqu'à ce qu'elle soit tendre. Assaisonner. Mettre le fromage*, le beurre* ou la margarine végétale ou la purée d'amandes dans une soupière et y verser la soupe.

Potage aux pois
50 g de pois jaunes, trempés dans 3 dl d'eau pendant 12 heures
1 petite pomme de terre
3 dl de bouillon de légumes
½ cuillerée à soupe de graisse végétale diététique
un peu d'oignon
2 cuillerées à soupe de légumes coupés en petits morceaux égaux (poireau, carotte, céleri*)
éventuellement une ½ cuillerée à soupe de farine complète
1 prise de sel marin
persil, ciboulette
1 cuillerée à soupe de crème*
1 cuillerée à soupe de petits croûtons de pain

Mettre les pois trempés et la pomme de terre dans une casserole avec le bouillon de légumes et l'eau de trempage. Cuire pendant 1 à 1½ heure jusqu'à ce qu'ils soient tendres. Passer au moulin à légumes. Faire revenir l'oignon et les légumes dans la graisse végétale, saupoudrer de farine et mouiller avec la soupe passée au moulin à légumes, cuire le tout pendant environ 20 minutes, saler. Mettre la crème* dans une soupière et y verser le potage. Eparpiller le persil et la ciboulette et décorer avec les croûtons.

Minestrone

½ cuillerée à soupe de graisse végétale diététique
un peu d'oignon finement haché
2 cuillerées à soupe de poireau
quelques feuilles de céleri*
½ assiette de feuilles de bette
7 dl d'eau ou de bouillon de légumes
1 cuillerée à soupe de livèche ou de thym
½ gousse d'ail pressé
basilic, persil, ciboulette
1 prise de sel marin
15 g de pâtes ou de riz
5 g de beurre* ou de margarine végétale ou de purée de noix

Faire revenir l'oignon dans la graisse végétale, ajouter le poireau coupé en petits morceaux, les feuilles de céleri* et de bette hachées finement et étuver doucement. Incorporer le bouillon de légumes, saler et cuire pendant 30 minutes. Ajouter les pâtes ou les grains de riz et prolonger la cuisson de 15–20 minutes. Lier avec la crème* ou la purée d'amandes.

Les légumes

Epinards hachés
¼ de litre de bouillon de légumes
200 g d'épinards (enlever les grosses tiges)
½ cuillerée à soupe de graisse végétale diététique
un peu d'oignon haché
¼ d'une gousse d'ail pressé
1 cuillerée à soupe de farine complète
l'eau des épinards
1 prise de sel marin
feuilles de menthe et de sauge
1 tasse d'épinards crus
un peu de beurre* frais ou de margarine végétale diététique

Blanchir les épinards dans le bouillon de légumes, les égoutter, les hacher à la main ou au mixer. Faire revenir l'oignon et l'ail pressé dans la graisse végétale. Saupoudrer de farine complète et mouiller avec l'eau des épinards. Cuire ¼ d'heure, assaisonner. Incorporer les épinards et chauffer. Hacher très finement à la main ou au mixer les épinards crus et ajouter un peu de beurre* frais ou de margarine végétale au moment de les servir.

Epinards en branches
½ cuillerée à soupe de graisse végétale diététique
un peu d'oignon haché
300 g d'épinards (enlever les grosses tiges, blanchir éventuellement les épinards d'hiver qui sont une variété à feuilles plus grandes et plus coriaces que celle de printemps)
1 cuillerée à soupe de pignons de pin
1 cuillerée à soupe de raisins secs
éventuellement un peu de bouillon de légumes
1 prise de sel
feuilles de menthe et de sauge, persil
un peu de beurre* fondu ou de margarine végétale diététique

Blondir l'oignon dans la graisse végétale. Incorporer les épinards et les étuver sans les couvrir jusqu'à ce qu'ils soient tendres. Ajouter les pignons de pin, les raisins secs et les aromates, au besoin ajouter un peu de bouillon de légumes.

Laitue romaine
1 laitue romaine
1 l d'eau
½ cuillerée à soupe de graisse végétale diététique
un peu d'oignon haché
1 dl de bouillon de légumes
1 prise de sel marin
2 cuillerées à soupe de crème*

Couper la laitue en deux, cuire (les feuilles doivent rester croquantes), égoutter et disposer dans un plat résistant au four. Blondir l'oignon dans la graisse végétale et éparpiller sur la laitue. Ajouter le bouillon de légumes et le sel marin, puis cuire dans le four 30 à 40 minutes.
5 minutes avant de servir, napper de crème*.

Chicorée scarole
Choisir une grosse tête ferme.
L'apprêter comme la laitue.

Endives à l'étuvée
2 endives

½ cuillerée à soupe de graisse végétale diététique
2 cuillerées à soupe de lait* ou de crème*
1 cuillerée à soupe de bouillon de légumes
1 prise de sel
marjolaine, thym
un peu de beurre* ou de margarine végétale ou de purée de noix

Couper les endives en deux et les disposer dans une casserole. Verser la margarine chaude, le lait* ou la crème* et le bouillon de légumes sur les endives. Assaisonner et étuver à feu doux, à couvert, pendant 30 minutes. Au moment de servir, napper les légumes de beurre* fondu ou de margarine végétale ou de purée de noix.

Côtes de bette à la sauce béchamel*

3 côtes de bette
½ cuillerée à soupe de graisse végétale diététique
½ oignon haché
½ dl de bouillon de légumes
un peu de jus de citron ou une cuillerée à café de purée d'amandes
1 prise de sel marin
estragon, laurier, clou de girofle, persil et ciboulette
sauce béchamel*
(voir recette page 112)

Faire revenir l'oignon haché et les côtes de bette coupées en morceaux de 3 cm dans la graisse végétale et étuver. Incorporer le bouillon de légumes et le jus de citron ou la purée d'amandes, puis cuire à petit feu et à couvert pendant 30 à 45 minutes jusqu'à ce que les côtes de bette soient tendres. Assaisonner. Incorporer les légumes à la sauce béchamel*.

Côtes de bette ou fausses asperges

3–4 côtes de bette parées
½ cuillerée à soupe de graisse végétale diététique
½ petit oignon haché
un peu de jus de citron
1 dl de bouillon de légumes
estragon, laurier, clou de girofle
persil, ciboulette
Sauce rémoulade* (voir recette page 114)
ou purée de noix

Disposer les côtes de bette coupées en morceaux de 10 cm dans une casserole. Faire revenir l'oignon dans la graisse végétale et éparpiller sur les côtes de bette. Ajouter le jus de citron et le bouillon de légumes, assaisonner et cuire à feu doux pendant 30 à 45 minutes jusqu'à ce que les côtes de bette soient tendres. Dresser les «asperges» sur un plat et napper de purée de noix fondue ou servir avec une sauce rémoulade*.

Céleri* en branches

3–4 branches de céleri*
½ cuillerée à soupe de graisse végétale diététique
½ oignon haché
un peu de pomme, coupée en fines tranches
1 dl de bouillon de légumes
1 cuillerée à café de purée d'amandes
1 prise de sel
extrait de levure
feuilles de céleri*

Disposer les branches de céleri* coupées en morceaux de 8 cm dans une casserole. Faire revenir l'oignon et la pomme dans la graisse végétale et éparpiller sur les légumes. Ajouter le bouillon de légumes et la purée d'amandes et cuire 30 à 45 minutes jusqu'à ce que les branches de céleri soient tendres. Assaisonner.

Fenouil

1 gros fenouil ou 2 petits fenouils
½ cuillerée à soupe de graisse végétale diététique
un peu d'oignon haché
1 dl de bouillon de légumes

1 cuillerée à café de purée d'amandes
1 prise de sel marin
extrait de levure, aneth

Partager les bulbes de fenouil en deux et les disposer dans une poêle. Faire revenir l'oignon dans une cocotte et répartir sur les fenouils. Incorporer le bouillon de légumes et cuire jusqu'à ce que les bulbes de fenouil soient tendres. Assaisonner. Dresser les fenouils sur une assiette. Napper les légumes de purée d'amandes fondue.

Carottes à l'étuvée
1 cuillerée à soupe de graisse végétale
½ petit oignon haché
1 prise de sucre de fruits et de sel marin
3–4 carottes
1 dl de bouillon de légumes
1 cuillerée à café de purée d'amandes
marjolaine, thym, romarin
persil

Faire revenir l'oignon dans la graisse végétale. Incorporer les carottes coupées en rondelles ou en bâtonnets, le bouillon de légumes et la purée d'amandes. Etuver 30 à 45 minutes. Assaisonner. En fin de cuisson, parsemer de persil.

Carottes avec une sauce légère
¼ de cuillerée à soupe de graisse végétale diététique
¼ d'oignon haché
3–4 carottes
½ cuillerée à soupe de beurre* ou de margarine végétale ou de purée de noix
½ cuillerée à soupe de farine complète
1 prise de sel marin
½ dl de lait*
½ dl d'eau ou de bouillon de légumes
1 prise de sucre de fruits
persil
romarin, marjolaine, un peu de laurier, thym

Faire revenir l'oignon dans la graisse végétale, incorporer les carottes coupées en petites rondelles et étuver (les carottes doivent rester croquantes). Préparer une sauce légère avec le beurre* ou la margarine végétale ou la purée de noix, la farine complète, le sel marin, le lait* et le bouillon de légumes. Ajouter les carottes et finir la cuisson pendant environ 30 minutes. Assaisonner.

Carottes à la sauce béchamel*
2 dl de bouillon de légumes
3–4 carottes
sauce béchamel* (voir recette page 112)
1 cuillerée à soupe de crème*
romarin, marjolaine, thym
persil

Couper les carottes en fins bâtonnets, les cuire dans le bouillon de légumes jusqu'à ce qu'elles soient tendres. Préparer une sauce béchamel* en utilisant le jus de carottes et ajouter la crème*. Incorporer les carottes cuites et mélanger le tout. Parsemer de persil et servir.

Petits pois et carottes
¼ de cuillerée à soupe de graisse végétale diététique
un peu d'oignon haché
100 g de petits pois frais écossés
1 dl de bouillon de légumes
marjolaine, thym, livèche
persil, ciboulette
150 g de carottes coupées en rondelles préparées selon la recette «carottes à l'étuvée»

Faire revenir l'oignon dans la graisse végétale, ajouter les petits pois et le bouillon de légumes et cuire jusqu'à ce qu'ils soient tendres. Assaisonner, mélanger les carottes et les petits pois ou dresser séparément sur une assiette.

Petits pois à la mode française
½ cuillerée à soupe de graisse végétale
½ oignon
¼ de salade pommée ou laitue romaine
150–200 g de petits pois écossés
1 dl de bouillon de légumes
1 prise de sel marin
10 g de purée de noix
1 cuillerée à café de farine complète
persil, ciboulette
marjolaine, thym, livèche

Faire revenir l'oignon dans la graisse végétale, ajouter les feuilles de salade pommée ou de laitue romaine coupées en fines lamelles, étuver. Incorporer les petits pois et le bouillon de légumes et cuire à feu très doux jusqu'à ce qu'ils soient tendres. Assaisonner. Mélanger la purée de noix à la farine complète, ajouter et cuire un court instant.

Pois mange-tout à l'étuvée
½ cuillerée à soupe de graisse végétale diététique
½ oignon haché
200 g de pois mange-tout
1 dl de bouillon de légumes
1 prise de sel marin
un peu de persil ou de livèche
ciboulette, marjolaine, thym
beurre* frais ou margarine végétale ou purée de noix

Faire revenir l'oignon dans la graisse végétale, ajouter les pois mange-tout, le bouillon de légumes et les herbes aromatiques et étuver à couvert pendant 30–60 minutes. Assaisonner. Au moment de servir, parsemer de beurre* frais ou de margarine végétale ou de purée de noix.

Haricots
½ cuillerée à soupe de graisse végétale diététique
½ oignon haché
un peu d'ail
250 g de haricots
sarriette, persil
1–2 tomates
1 prise de sel marin
un peu de cumin, marjolaine, livèche

Faire revenir l'oignon et l'ail dans la graisse végétale. Ajouter les haricots, les tomates coupées en petits dés et les herbes aromatiques, puis étuver environ une heure. Ajouter de l'eau si nécessaire. Assaisonner.

Céleri* à l'étuvée
½ cuillerée à soupe de graisse végétale diététique
½ oignon
½ céleri*
1 dl de bouillon de légumes
1 prise de sel marin
un peu de jus de citron
marjolaine
1 cuillerée à café de purée d'amandes
fines tranches de pommes, noix

Faire revenir l'oignon dans la graisse végétale. Ajouter le céleri* coupé en petits cubes et étuver. Verser le bouillon de légumes et cuire pendant 30–45 minutes jusqu'à ce que le céleri* soit tendre. Assaisonner. Pour affiner, incorporer la purée d'amandes et éventuellement, selon les goûts, quelques tranches de pommes et poursuivre la cuisson. Avant de servir, saupoudrer le tout de noix hachées.

Céleri* accompagné d'une sauce béchamel*
1 petit céleri*, même préparation que la recette précédente.
Dresser avec une sauce béchamel* (voir recette page 112).

Scorsonères à l'étuvée
½ cuillerée à soupe de graisse végétale diététique

½ oignon haché
env. 250 g de scorsonères
1 dl de bouillon de légumes
1 prise de sel marin
un peu de jus de citron
livèche, laurier, clou de girofle
feuilles de céleri*, basilic, persil, ciboulette
extrait de levure diététique
1 cuillerée à café de purée d'amandes

Couper les scorsonères en bâtonnets de la longueur d'un doigt et les disposer dans une poêle. Faire revenir l'oignon dans la graisse végétale et verser sur les légumes. Ajouter le bouillon de légumes, puis cuire à feu doux et à couvert pendant une heure environ. Assaisonner. En fin de cuisson, ajouter la purée d'amandes.

Betteraves rouges (carottes rouges)
Couper la pointe des racines et des feuilles jusqu'à 2 cm environ. Bien les laver en faisant attention à ne pas déchirer la peau.

½ cuillerée à soupe de graisse végétale diététique
½ oignon haché
350 g de betteraves rouges
1 dl de bouillon de légumes
1 prise de sel marin et 1 prise de sucre de fruits
¼ d'une feuille de laurier, livèche, cumin, muscade
un tout petit peu d'ail, persil
un peu de jus de citron, mélisse
1 cuillerée à soupe de farine complète, mouillée à froid
1 cuillerée à soupe de purée d'amandes

Cuire les betteraves rouges environ 2–3 heures jusqu'à ce qu'elles soient tendres et les rincer à l'eau froide ou les cuire à la marmite à vapeur pendant environ 25 minutes. Les peler et les couper en fines tranches. Faire revenir l'oignon dans la graisse végétale, ajouter les légumes, le bouillon de légumes, les herbes aromatiques et les épices, bien mélanger et cuire à feu doux pendant ¼ d'heure. Pour lier, ajouter la farine complète. En fin de cuisson, incorporer la purée d'amandes.

Topinambours
½ cuillerée à soupe de graisse végétale diététique
½ oignon haché
250 g de topinambours
basilic
1 cuillerée à café de purée d'amandes

Cuire les topinambours comme les pommes de terre en robe des champs (voir recette page 103). Les peler et les couper en tranches. Faire revenir l'oignon dans la graisse végétale, ajouter les topinambours et étuver. Assaisonner et affiner avec la purée d'amandes. On peut également servir les topinambours avec une sauce béchamel* (voir recette page 112) et les saupoudrer avec un peu de fromage* râpé.

Tomates en légumes
½ cuillerée à soupe de graisse végétale diététique
1 cuillerée à soupe d'huile
½ oignon
4–5 tomates
1 prise de sel
1 prise de sucre de fruits
un peu d'ail
romarin, marjolaine, basilic
laurier, muscade
éventuellement une cuillerée à soupe de maïzena
persil, ciboulette ou aneth

Dorer légèrement l'oignon et le sucre de fruits dans l'huile et la graisse végétale. Passer les tomates un court instant dans l'eau bouillante, les peler et les couper en morceaux. Incorporer les tomates coupées à l'oignon et étuver jusqu'à ce qu'elles soient plus ou moins cuites. Ajouter l'ail et les épices, puis terminer la cuisson. Pour lier, mélanger la maïzena. Mettre les tomates sur une assiette et les saupoudrer à volonté de persil haché ou d'autres herbes aromatiques.

Tomates au fromage*
2 tomates
30 g de fromage*
persil

Partager les tomates en deux et les mettre sur une plaque à gâteau ou dans un plat à gratin. Couper le fromage* en fines tranches de la taille des tomates et disposer une tranche sur chaque moitié. Cuire au four jusqu'à ce que le fromage* soit fondu. Parsemer de persil haché et servir sans attendre.

Tomates farcies
2–3 tomates
1 cuillerée à café de riz par tomate
1 prise de sel marin
beurre* ou margarine végétale ou purée de noix
un peu d'oignon et d'ail
romarin, marjolaine, thym, basilic
laurier, muscade
éventuellement du bouillon de légumes

Couper la partie supérieure des tomates en forme de couvercle et évider les tomates. Hacher la pulpe et mélanger au riz cru, aux herbes aromatiques et épices. Remplir les tomates et les garnir de petits flocons de beurre*, puis les couvrir avec leur couvercle. Les disposer dans un moule à gratin et les cuire au four pendant 20–30 minutes avec une bonne température inférieure.

Courgettes
½ cuillerée à soupe de graisse végétale
1 cuillerée à soupe d'huile
½ oignon haché
300 g de courgettes
50 g de tomates
1 prise de sel marin
ail, laurier, muscade
romarin, marjolaine, thym, basilic
persil, ciboulette, aneth

Faire revenir l'oignon dans l'huile et la graisse végétale. Couper les courgettes en dés. Peler les tomates et les couper en dés. Incorporer les deux légumes et faire mijoter jusqu'à ce qu'ils soient tendres. Si trop de jus s'est formé, ajouter en fin de cuisson un peu de maïzena délayée dans un peu d'eau et une cuillerée à café de purée d'amandes.

Courgettes frites
huile ou graisse végétale diététique
200 g de courgettes
1 prise de sel marin
farine complète

Couper les courgettes en bâtonnets de la longueur et la grosseur d'un doigt ou en rondelles de 1 cm. Assaisonner de sel marin, les dresser sur un plat et laisser reposer quelques minutes. Passer les courgettes dans la farine et les dorer dans suffisamment d'huile ou de graisse végétale.

Poivrons verts, jaunes ou rouges
Ce légume convient parfaitement pour accompagner d'autres mets

1 cuillerée à soupe d'huile ou de graisse végétale diététique
½ oignon haché
150–200 g de poivrons
1 prise de sel marin
ail, laurier, muscade
romarin, marjolaine, thym, basilic, persil

Couper les poivrons en lamelles et les faire revenir avec l'oignon, les herbes aromatiques et les épices dans l'huile ou la graisse végétale. Etuver à feu doux et à couvert pendant 30 minutes.

Ratatouille
1 cuillerée à soupe d'huile ou de graisse végétale diététique
½ oignon haché
un peu d'ail
50 g de poivrons
100 g de courgettes
50 g d'aubergines
1 tomate
50 g de pommes de terre
1 prise de sel
laurier, muscade
romarin, marjolaine, thym, basilic, persil

Couper les poivrons, courgettes, aubergines et tomates (pelées) en dés. Faire revenir l'oignon et l'ail dans l'huile ou la graisse végétale. Incorporer les légumes et étuver. Ajouter les pommes de terre coupées en dés de 1 cm et cuire le tout pendant 1 heure à 1 ½ heure à feu doux et à couvert. Si trop de jus s'est formé, faire mijoter sans couvercle.

Aubergines
huile pour frire
200 g d'aubergines
1 tomate
1 prise de sel marin
fromage*
purée de noix

Couper les aubergines en tranches et les faire frire dans passablement d'huile jusqu'à ce qu'elles soient presque tendres, puis les disposer dans un moule à gratin. Couper les tomates en tranches et les poser sur les aubergines. Saupoudrer de fromage* râpé ou d'un peu de chapelure ou garnir d'une tranche de fromage*. Eparpiller les flocons de purée de noix sur le tout et cuire au four pendant 30 minutes.

Artichauts
1 artichaut
¾ l d'eau
1 cuillerée à soupe de jus de citron
1 prise de sel

Couper la tige à ras de l'artichaut. Oter les feuilles inférieures dures et couper les pointes. Partager l'artichaut en deux et détacher la fleur. Laver sous l'eau courante et frotter la surface coupée avec du jus de citron. Porter l'eau à ébullition, ajouter le jus de citron et le sel marin et faire cuire l'artichaut jusqu'à ce qu'il soit tendre pendant environ 45 minutes. Egoutter et dresser sur un plat chaud garni d'une serviette. Servir avec une sauce rémoulade* ou une vinaigrette (voir recette p. 114).

Asperges
½ botte d'asperges
1 l d'eau
1 prise de sel marin
fromage* râpé
purée de noix

Laver les asperges et ôter les membranes dures. Porter l'eau à ébullition, ajouter les asperges et les cuire environ 20–30 minutes jusqu'à ce qu'elles soient tendres. Les sortir avec une écumoire et les dresser sur un plat garni d'une serviette. Saupoudrer de fromage* râpé et napper de purée de noix fondue.
Servir avec une vinaigrette ou une sauce rémoulade* (voir recette p. 114).

Chou-fleur
1 petit chou-fleur
1 l d'eau
1 prise de sel marin
sauce au beurre* (voir recette page 112) à l'estragon et au citron ou
purée de noix
persil, ciboulette

Couper le tronc et les feuilles sous la fleur. Peler et couper le tronc en gros morceaux et conserver les feuilles tendres. Tremper dans l'eau froide pendant une heure et bien rincer. Cuire le chou-fleur entier et les morceaux du tronc pendant

20–30 minutes jusqu'à ce que le légume soit tendre. Dresser sur une assiette creuse chaude et napper de sauce au beurre* ou de purée d'amandes fondue. Décorer avec du persil et de la ciboulette.

Choux de Bruxelles à l'étuvée

½ cuillerée à soupe de graisse végétale diététique
200 g de choux de Bruxelles
1 dl de bouillon de légumes
1 prise de sel marin
muscade, basilic
purée de noix

Faire revenir rapidement les légumes dans la graisse végétale. Blanchir auparavant les choux de Bruxelles dont les feuilles sont dures. Ajouter le bouillon de légumes et cuire à feu doux pendant 30 minutes. Assaisonner. Au moment de servir, napper de purée de noix fondue.

Chou ou chou blanc à l'étuvée

½ cuillerée à soupe de graisse végétale diététique
½ oignon haché
250 g de chou ou de chou blanc jeune
1 dl de bouillon de légumes
1 prise de sel marin
ail, muscade, cumin
basilic ou livèche, persil
éventuellement un peu d'extrait de levure diététique

Faire revenir l'oignon dans la graisse végétale. Couper le chou ou le chou blanc en lanières de 2 cm de largeur et étuver jusqu'à ce que le légume se soit tassé. Blanchir auparavant les choux dont les feuilles sont vertes et dures. Mouiller avec le bouillon de légumes et cuire à feu doux pendant trente minutes jusqu'à ce que le chou soit tendre. Assaisonner.

Chou haché

1 cuillerée à soupe de graisse végétale diététique
1 oignon haché
200 g de chou
1 l d'eau
un peu d'ail
1 petite cuillerée à soupe de farine complète
1 dl de bouillon de légumes
1–2 cuillerées à soupe de crème*
extrait de levure diététique
muscade, cumin, persil
1 prise de sel marin

Couper le chou en 4 morceaux, cuire jusqu'à ce qu'il soit tendre, égoutter et hacher finement. Blondir l'oignon et l'ail dans la graisse végétale. Saupoudrer de farine complète et faire revenir légèrement, mouiller avec le bouillon de légumes. Assaisonner et cuire à feu doux pendant 15 minutes, puis incorporer le chou et chauffer. Affiner avec la crème*.

Chou frisé

préparation identique à celle du chou.

Chou blanc acidulé

1 cuillerée à soupe de graisse végétale diététique
½ oignon haché
150 g de chou blanc
½ cuillerée à soupe de jus de citron
½ cuillerée à soupe de farine complète
½ dl de bouillon de légumes
½ dl de cidre doux
1 prise de sel marin
un peu d'ail
cumin, muscade, livèche
autres ingrédients selon les goûts:
pommes, tomates, champignons

Faire revenir les oignons dans la graisse végétale. Incorporer le chou blanc coupé en fines lamelles ou râpé en minces rubans et étuver. Ajouter le jus de citron.

Saupoudrer de farine complète pour lier et mouiller avec le bouillon de légumes et le cidre doux, puis cuire à feu doux et à couvert pendant une heure.
Assaisonner et ajouter les ingrédients selon les goûts.

Chou rouge
1 cuillerée à soupe de graisse végétale diététique
½ oignon haché
250 g de chou rouge
½ cuillerée à soupe de jus de citron
½ pomme
1 dl de bouillon de légumes
½ dl de jus de raisin ou de cidre doux
1 prise de sel marin
1 pomme
un peu de beurre* ou de margarine végétale ou de purée de noix

Faire revenir l'oignon dans la graisse végétale, incorporer le chou rouge râpé en fines lanières Ajouter le jus de citron et la moitié d'une pomme coupée en fines tranches et étuver. Mouiller avec le bouillon de légumes et le jus de raisin, puis cuire à feu doux et à couvert pendant 1 à 1½ heure jusqu'à ce que le chou rouge soit tendre. Faire revenir la pomme pelée et coupée en fines tranches dans un peu de beurre* ou de graisse végétale ou de purée de noix et garnir le plat de chou.

Chou-rave aux herbes aromatiques
½ cuillerée à soupe de graisse végétale diététique
½ oignon haché
1 chou-rave
1 dl de bouillon de légumes
1 cuillerée à soupe de feuilles de chou-rave tendres, hachées
1 cuillerée à soupe de crème*
sauce béchamel* (voir recette page 112)

Faire revenir l'oignon dans la graisse végétale. Couper tout d'abord le chou-rave en 4 morceaux, puis en fines tranches et étuver. Mouiller avec le bouillon de légumes et cuire à feu doux et à couvert pendant 30–60 minutes. En fin de cuisson, ajouter les feuilles de chou-rave hachées et la crème*. Préparer la sauce béchamel* en y ajoutant différentes herbes finement hachées et verser sur le chou-rave.

Poireaux en légumes
½ cuillerée à soupe de graisse végétale diététique
200 g de poireaux parés
1 dl de bouillon de légumes
1 cuillerée à soupe de crème*
fromage râpé*

Chauffer la graisse végétale dans une cocotte et disposer le poireau coupé en morceaux de 10 cm de longueur, ajouter le bouillon de légumes et cuire à feu doux et à couvert jusqu'à ce que le poireau soit tendre. En fin de cuisson, ajouter la crème*, saupoudrer de fromage râpé* et servir.

Oignons en légumes
½ cuillerée à soupe de graisse végétale diététique
200 g de petits oignons
1 prise de sel marin et 1 prise de sucre de fruits
1 dl de bouillon de légumes

Faire revenir lentement les petits oignons dans la graisse végétale. Ajouter le sucre de fruits, le sel et le bouillon de légumes et cuire pendant 45 minutes. On peut agrémenter ce plat avec des petits pois ou le servir avec une sauce béchamel* (voir recette page 112).

Châtaignes en légumes
½ cuillerée à soupe de graisse végétale diététique
250 g de châtaignes
½ cuillerée à soupe de sucre de fruits ou de sucre brut (Succanat)

1 dl de bouillon de légumes
1 prise de sel
1 cuillerée à soupe de crème*
beurre frais* ou margarine végétale ou purée de noix

Fendre l'écorce et glisser les châtaignes dans le four chaud. Les laisser jusqu'à ce qu'elles s'ouvrent, puis les peler. Rôtir le sucre dans la graisse végétale jusqu'à ce qu'il devienne ambré et mouiller avec le bouillon de légumes. Incorporer les châtaignes, saler et cuire tout doucement environ 30 minutes jusqu'à ce que le bouillon ait réduit. Napper les châtaignes de crème* ou de beurre frais* ou de margarine végétale ou de purée de noix et servir. Pour une préparation plus corsée, faire revenir l'oignon dans la graisse végétale, incorporer les châtaignes et mouiller avec le bouillon de légumes, pas d'adjonction de sucre, puis cuire comme ci-dessus. Avant de servir, éparpiller un oignon coupé en fines tranches et passé dans la margarine sur les châtaignes dressées.

Brocolis à la mode italienne
1 cuillerée à soupe d'huile d'olive
250 g de brocolis
½ gousse d'ail
citron

Parer les brocolis. Laisser les rosettes entières, couper les tiges en morceaux égaux. Cuire au préalable les tiges pendant 6–7 minutes dans l'eau bouillante légèrement salée, ajouter les rosettes et continuer la cuisson jusqu'à ce que les brocolis soient tendres. Egoutter et dresser sur un plat chaud. Dorer l'ail haché finement dans l'huile d'olive et napper les brocolis. Ajouter quelques gouttes de citron.

Lentilles
½ cuillerée à soupe de graisse végétale diététique
½ oignon piqué
100 g de lentilles
2 ½ dl de bouillon de légumes
1 prise de sel marin
½ oignon haché
1 cuillerée à café de farine complète
1 cuillerée à café de jus de citron
1 cuillerée à soupe de crème*

Faire tremper les lentilles pendant la nuit et les égoutter. Les cuire dans le bouillon de légumes avec l'oignon piqué jusqu'à ce que les lentilles soient tendres. Faire revenir l'oignon haché dans la graisse végétale. Saupoudrer de farine complète et ajouter le tout aux lentilles. Affiner avec le jus de citron ou la crème*.

Les salades de légumes cuits

Les carottes, le céleri*, les betteraves rouges, les haricots, le chou-fleur, les brocolis et les courgettes se prêtent particulièrement bien à la préparation de salades. Ces légumes sont tout d'abord cuits dans un court-bouillon ou dans de l'eau jusqu'à ce qu'ils soient tendres, puis ils sont égouttés et coupés en petits dés, en tranches ou en rosettes et accommodés avec une sauce à salade ou une vinaigrette, une sauce mayonnaise* ou une sauce rémoulade*. Pour épicer vos salades, utilisez des oignons et des herbes aromatiques hachées.

Salade de pommes de terre
200 g de pommes de terre
½ dl de bouillon de légumes
1 cuillerée à soupe d'huile
1 cuillerée à soupe de jus de citron
½ cuillerée à soupe de crème*
½ cuillerée à soupe d'oignon haché
1 prise de sel marin
bourrache, ciboulette, persil, citronnelle, marjolaine, thym, aneth

Cuire les pommes de terre à la marmite à vapeur jusqu'à ce qu'elles soient tendres. Les peler lorsqu'elles sont encore chaudes et les couper en rondelles. Verser le bouillon de légumes sur les pommes de terre et laisser reposer un instant. Bien mélanger l'huile, le jus de citron et la crème* et incorporer le tout aux pommes de terre. Assaisonner avec l'oignon, le sel marin et les herbes aromatiques.

Salade de pommes de terre au concombre
1 grosse pomme de terre
¾ de concombre
½ cuillerée à soupe d'huile
½ cuillerée à soupe de jus de citron
1 prise de sel
½ gousse d'ail
aneth ou bourrache, ciboulette, persil, oignon

Préparer les pommes de terre comme indiqué dans la recette précédente. Peler le concombre, le réduire en petits morceaux pas trop fins au moyen d'une râpe et l'incorporer aux pommes de terre. Mélanger l'huile et le jus de citron. Ajouter cette sauce aux pommes de terre et au concombre. Assaisonner avec l'oignon, le sel marin et les herbes aromatiques. Frotter le plat avec la gousse d'ail avant de servir.

Salade niçoise
1 pomme de terre cuite
1 petite tomate
quelques radis
quelques tranches de concombre
1 cuillerée à soupe d'huile
½ cuillerée à soupe de jus de citron
1 prise de sel marin
persil, ciboulette ou aneth, mélisse, bourrache
quelques feuilles de salade pommée

Couper les pommes de terre, la tomate et les radis en rondelles et les mélanger avec l'huile, le jus de citron, le sel marin et les herbes aromatiques. Ajouter les feuilles de laitue pommée juste avec de servir.

Salade de riz
50 g de riz
2 dl d'eau

1 cuillerée à soupe d'huile
½ cuillerée à soupe de jus de citron
1 prise de sel marin
½ cuillerée à soupe d'oignon haché
¾ de tomate
ciboulette, persil ou basilic
quelques feuilles de salade pommée

Cuire le riz dans l'eau, le rincer rapidement et le laisser refroidir. Préparer la sauce à salade et ajouter l'oignon, les tomates coupées en petits dés ainsi que les herbes aromatiques. Incorporer le riz, bien remuer et dresser avec les feuilles de salade pommée.

Salade de céleri* à la mayonnaise au soja
½ petit céleri*
½ – 1 cuillerée à soupe de jus de citron
2 noix
éventuellement ¾ de pomme
1 prise de sel marin
1 cuillerée à soupe de mayonnaise au soja
(recette voir page 114)

Couper le céleri* cru en bâtonnets de la grosseur d'une allumette ou en lamelles et le mélanger avec le jus de citron afin d'éviter qu'il noircisse. Ajouter les noix grossièrement hachées et la pomme râpée et incorporer la mayonnaise, remuer.

Aspic de légumes
2 ½ dl de bouillon de légumes
2 g d'agar-agar
quelques gouttes de jus de citron
un peu d'extrait de levure
des rondelles de concombre frais
petits dés de tomate
rosettes de chou-fleur cuit
petits pois cuits
haricots cuits et coupés en petits morceaux
1 prise de sel marin

L'agar-agar est une poudre d'origine végétale qui est utilisée à la place de la gélatine animale pour la préparation d'aspics de légumes et de fruits, de sauces et de puddings, etc. Délayer la poudre d'agar-agar dans le bouillon tiède et chauffer lentement jusqu'à ce que la poudre soit entièrement dissoute. Assaisonner avec le sel marin, le jus de citron et l'extrait de levure. Verser un peu de fond de gélatine dans de petits moules bien rincés et faire prendre au réfrigérateur. Lorsque la gélatine est ferme, garnir de légumes et reverser un peu de fond de gélatine. Continuer ainsi de suite jusqu'à ce que les moules soient remplis. Démouler l'aspic sur un plat garni de feuilles de salade.

Les mets aux pommes de terre

Pommes de terre en robe des champs
2–4 petites pommes de terre
eau
1 prise de sel marin

Brosser et laver les pommes de terre. Disposer les pommes de terre dans une casserole munie d'une grille ou d'un tamis. Remplir d'eau jusqu'au tamis et cuire à couvert pendant 30–40 minutes jusqu'à ce qu'elles soient tendres, ou dans la marmite à vapeur pendant 8–10 minutes.

Pommes de terre au four
3–4 petites pommes de terre
1 cuillerée à soupe d'huile
purée de noix

Brosser et laver les pommes de terre. Inciser la peau à trois ou quatre endroits et badigeonner les pommes de terre d'huile avec le pinceau. Disposer les pommes de terre sur une plaque à gâteau graissée et cuire au four pendant 30–40 minutes à température moyenne. Avant de servir, garnir les pommes de terre d'un petit morceau de purée de noix.

Pommes de terre au séré*
3–4 petites pommes de terre
1 cuillerée à soupe d'huile
50 g de séré*
1–2 cuillerées à soupe de lait* ou de crème*
ciboulette ou cumin ou marjolaine
1 prise de sel marin

Entailler les pommes de terre dans le sens de la longueur et les cuire selon la recette figurant ci-dessus. Pour la farce, délayer le séré* avec le lait* ou la crème* et battre en mousse, puis ajouter les herbes aromatiques. A l'aide d'une cuillère ou d'une poche à douille, garnir les pommes de terre.

Pommes de terre au cumin
2–3 pommes de terre de forme allongée et étroite, de taille moyenne
1 cuillerée à café de cumin
1 prise de sel marin
1 cuillerée à soupe d'huile

Brosser, laver et partager les pommes de terre dans le sens de la longueur. Mélanger le cumin avec le sel et parsemer les surfaces coupées. Les disposer faces coupées vers la bas sur une plaque à gâteau graissée, les badigeonner d'huile au moyen d'un pinceau et cuire au four pendant environ 45 minutes, à température moyenne.

Pommes de terre au bouillon
250 g de pommes de terre
1–2 dl de bouillon de légumes
1 prise de sel marin
livèche, pelure d'oignon
un peu de thym, laurier
10 g de beurre* ou de margarine végétale ou de purée de noix

Laver, éplucher et partager les pommes de terre en deux ou les couper en morceaux. Les cuire dans le bouillon de légumes, le sel marin et les herbes aromatiques jusqu'à ce qu'elles soient tendres. Dresser les pommes de terre sur un plat et ajouter le beurre* ou la margarine végétale ou la purée de noix.

Pommes de terre à la crème*

200 g de pommes de terre
oignon haché
½ cuillerée à soupe de beurre* ou de margarine végétale
1 dl de bouillon de légumes
1 prise de sel marin
½ dl de crème*, éventuellement de lait*
thym, petits clous de girofle, muscade
extrait de levure
persil

Eplucher et couper les pommes de terre en rondelles. Faire revenir rapidement l'oignon dans le beurre* ou la margarine végétale, incorporer les pommes de terre et mouiller avec le bouillon de légumes, ajouter le thym et les épices et cuire jusqu'à ce que les pommes de terre soient tendres. En fin de cuisson, ajouter la crème* ou le lait*. Avant de servir, décorer avec du persil haché.

Pommes de terre aux tomates

200 g de pommes de terre
1 cuillerée à soupe de graisse végétale
½ petit oignon
1 dl de bouillon de légumes
1 petite tomate
1 prise de sel marin
1 cuillerée à soupe de crème*
marjolaine, romarin ou thym

Dorer l'oignon haché dans la graisse végétale. Incorporer les pommes de terre épluchées et coupées en morceaux, mouiller avec le bouillon. Cuire les pommes de terre jusqu'à ce qu'elles soient tendres mais encore fermes. Couper la tomate pelée en morceaux, l'incorporer aux pommes de terre et terminer la cuisson. Assaisonner. En fin de cuisson, ajouter la crème*.

Pommes de terre en neige

4 pommes de terre
un peu d'eau
tomates séchées
rondelles d'oignon
beurre* ou margarine végétale ou purée de noix

Laver, éplucher et couper les pommes de terre en morceaux égaux. Les cuire à la vapeur avec très peu d'eau. Passer les pommes de terre cuites au presse-purée et dresser immédiatement sur un plat préchauffé. Napper de beurre* ou de margarine végétale ou de purée de noix. Garnir de tomates séchées finement coupées et de rondelles d'oignon dorées à la poêle.

Purée de pommes de terre*

4 pommes de terre
un peu d'eau
10 g de beurre*
1 dl de lait*
muscade
éventuellement une cuillerée à soupe de crème*
1 prise de sel marin
marjolaine hachée finement
cumin haché finement
un peu d'ail
tomates séchées
rondelles d'oignon

Eplucher, couper les pommes de terre en morceaux et les cuire à la vapeur jusqu'à ce qu'elles soient tendres. Passer au presse-purée. Chauffer le beurre* ou la margarine et le lait*, incorporer la purée de pommes de terre, battre en mousse et assaisonner. Dresser sur un plat préchauffé et garnir de tomates séchées coupées finement et de rondelles d'oignon dorées à la poêle.

Beignets aux pommes de terre*

4 pommes de terre
1 dl de lait*

10 g de beurre* ou de margarine végétale ou de purée de noix
1 prise de sel marin
muscade
2 x 10 g de beurre* ou de margarine végétale ou de Nussa

Préparer une purée de pommes de terre, selon la recette décrite ci-dessus. A l'aide d'une petite louche, plonger la purée de pommes de terre par petites portions dans le beurre* fondu ou la margarine ou la purée de noix fondue. Retirer les beignets et les dresser sur une assiette chaude. Napper de beurre* ou de margarine végétale ou de purée de noix.

Pommes de terre braisées
2 petites pommes de terre
un peu d'eau
1 prise de sel marin
1 dl de bouillon de légumes
½ cuillerée à soupe de graisse végétale diététique fondue
1–2 cuillerées à soupe de crème* ou de purée de noix
une petite feuille de laurier, un petit clou de girofle
muscade, thym
persil

Eplucher et partager les pommes de terre en deux. Les cuire à la vapeur jusqu'à ce qu'elles soient tendres mais encore fermes. Disposer les pommes de terre avec la surface coupée vers le bas dans un moule à gratin. Verser le bouillon de légumes et la graisse végétale, assaisonner et cuire au four jusqu'à réduction du liquide. Incorporer la crème* ou la purée de noix et continuer la cuisson au four. Sortir les pommes de terre du four lorsqu'elles sont légèrement dorées. Dresser sur un plat avec la surface coupée vers le haut et garnir de persil haché.

Pommes de terre princesse*
3 pommes de terre
un peu d'eau
1 cuillerée à soupe de fromage* râpé ou de séré*
½ cuillerée à soupe de graisse végétale diététique
1 dl de lait*
muscade, marjolaine hachée finement
1 œuf*
1 cuillerée à soupe de lait*
1 cuillerée à soupe de crème*, flocons de beurre*

Cuire les pommes de terre à la vapeur. Les éplucher, les couper en tranches épaisses et les disposer dans une forme à gratin. Incorporer le fromage* râpé ou le séré*. Verser le lait*, les herbes aromatiques et la graisse végétale fondue par-dessus et cuire au four pendant 10 minutes. Délayer l'œuf*, le lait* et la crème*, ajouter le tout aux pommes de terre, répartir les flocons de beurre* et continuer la cuisson au four pendant environ 10–15 minutes.

Pommes de terre à la lyonnaise
3 petites pommes de terre
1 cuillerée à soupe de graisse végétale diététique
1 petit oignon
1 prise de sel marin

Eplucher et couper les pommes de terre en tranches. Rôtir les tranches de pommes de terre jusqu'à ce qu'elles soient à moitié cuites. Ajouter l'oignon coupé en lamelles et terminer la cuisson. Saler.

Bâtonnets de pommes de terre (rôtis crus)
3 grosses pommes de terre
½ cuillerée à soupe de graisse végétale diététique
1 prise de sel marin
muscade et romarin

Eplucher et couper les pommes de terre en bâtonnets. Les sécher dans un linge et les plonger dans la graisse chaude. Les frire un court instant à couvert, puis environ une demi-heure sans couvercle. Saler et assaisonner.

Tranches de pommes de terre aux épinards

1 grosse pomme de terre
1 dl de bouillon de légumes
1 prise de sel marin
100 g d'épinards
1 cuillerée à soupe de fromage* râpé
un peu de beurre* ou de graisse végétale ou de purée de noix
un peu d'oignon rissolé, ail, persil, ciboulette
éventuellement un peu de menthe ou de sauge, muscade

Eplucher et couper les pommes de terre en tranches de 1 cm d'épaisseur dans le sens de la longueur. Les cuire soigneusement jusqu'à ce qu'elles soient tendres. Les disposer sur une plaque à gâteau beurrée. Préparer les épinards selon la recette page 91, assaisonner et éparpiller sur les pommes de terre. Parsemer de fromage* râpé et de noisettes de beurre* ou de margarine ou de purée de noix. Faire gratiner un court instant dans le four.

Les mets aux céréales

Riz japonais
80 g de riz
½ cuillerée à soupe de graisse végétale diététique
1 ½ – 2 dl de bouillon de légumes
1 prise de sel marin
10 g de beurre* ou de margarine végétale ou de purée de noix
1 petit oignon épluché et piqué avec une feuille de laurier et un clou de girofle

Faire revenir le riz dans la graisse végétale, mouiller avec le bouillon de légumes et incorporer l'oignon piqué. Cuire 15 minutes. Le riz doit rester croquant. Laisser refroidir. Faire fondre le beurre* ou la margarine ou la purée de noix dans une cocotte, verser le riz et cuire jusqu'à ce qu'il soit chaud.

Risotto
80 g de riz
½ cuillerée à soupe de graisse végétale diététique
1 cuillerée à soupe d'oignon haché
2 dl de bouillon de légumes ou d'eau
1 prise de sel marin
champignons séchés
herbes aromatiques fraîches selon goût
romarin
10 g de beurre* frais ou de margarine végétale ou de purée de noix
10 g de parmesan*

Faire revenir le riz et l'oignon dans la graisse végétale jusqu'à ce que les grains deviennent transparents. Mouiller avec le bouillon de légumes ou avec l'eau et cuire environ 15 à 20 minutes. Incorporer les champignons finement hachés ainsi que les herbes aromatiques et continuer la cuisson un instant. En fin de cuisson, ajouter le beurre* ou la margarine ou la purée de noix et mélanger le parmesan* avec le riz, à l'aide d'une fourchette.

Riz au safran
Préparation comme le risotto. Délayer une pincée de safran dans un peu de bouillon de légumes et verser dans le riz.

Riz créole aux légumes
80 g de riz
½ cuillerée à soupe de graisse végétale diététique
1 cuillerée à soupe de légumes coupés en petits dés
(poireau, céleri*, carotte)
2 dl de bouillon de légumes
1 prise de sel marin
laurier, clou de girofle, éventuellement un peu de muscade
herbes aromatiques fraîches selon goût

Faire revenir le riz et les légumes dans la graisse végétale, mouiller avec le bouillon chaud, ajouter les herbes aromatiques et laisser mijoter 15–20 minutes.

Riz aux tomates
80 g de riz
½ cuillerée à soupe de graisse végétale diététique
1 cuillerée à soupe d'oignon haché
un peu d'ail
1 grosse tomate
env. 1 dl de bouillon de légumes
1 prise de sel marin

romarin, marjolaine, éventuellement du basilic
clou de girofle, feuille de laurier, muscade
un peu de sucre de fruits pour la tomate
10 g de beurre* ou de margarine végétale ou de purée de noix

Faire dorer l'oignon et l'ail dans la graisse végétale, incorporer le riz et étuver jusqu'à ce que les grains soient transparents. Ajouter la tomate pelée et coupée en dés. Mouiller avec le bouillon de légumes. Assaisonner avec les herbes aromatiques et les épices, puis laisser mijoter pendant 15–20 minutes. En fin de cuisson, ajouter le beurre* frais ou la margarine ou la purée de noix.

Risotto au poivron
60 g de riz
1 cuillerée à soupe de graisse végétale diététique
1 cuillerée à soupe d'oignon haché
½ poivron
1 dl de bouillon de légumes
1 prise de sel marin
romarin, marjolaine, éventuellement du basilic
clou de girofle, feuiller de laurier, muscade

Couper le poivron en lamelles. Faire revenir l'oignon et le poivron dans la graisse végétale. Verser le riz. Au bout de quelques minutes, mouiller avec le bouillon de légumes, ajouter les herbes aromatiques et les épices, et laisser mijoter sur la plaque ou braiser au four pendant 15 minutes.

Riz aux courgettes
80 g de riz
½ cuillerée à soupe de graisse végétale diététique
1 cuillerée à soupe d'oignon haché
150 g de courgettes jeunes
1 prise de sel marin
1 ½ dl de bouillon de légumes ou d'eau
extrait de levure
aneth frais haché
10 g de beurre* ou de margarine végétale ou de purée de noix

Faire revenir l'oignon dans la graisse végétale, incorporer les courgettes coupées en dés et laisser étuver 10 minutes. Ajouter le riz et verser le bouillon de légumes à petite dose et laisser mijoter jusqu'à ce que le riz soit tendre. En fin de cuisson, incorporer le beurre* ou la margarine végétale ou la purée de noix.

Riz aux petits pois (risi e bisi)
80 g de riz
150 g de petits pois écossés
½ cuillerée à soupe de beurre* ou de margarine végétale diététique
un peu d'oignon haché
1 prise de sucre de fruits et de sel marin
½ dl de bouillon de légumes
½ cuillerée à soupe de graisse végétale diététique
un peu d'oignon haché
1 ½ – 2 dl d'eau
10 g de beurre* ou de margarine végétale ou de purée de noix
persil

Faire dorer l'oignon, le sucre de fruits et le sel marin dans le beurre* ou la margarine végétale. Ajouter les petits pois et les faire revenir légèrement. Mouiller avec le bouillon de légumes et cuire jusqu'à ce que les petits pois soient tendres. Dans une autre cocotte, préparer un risotto. Faire revenir l'oignon dans la graisse végétale, ajouter le riz et le laisser prendre jusqu'à ce que les grains soient imbibés de matière grasse, mouiller avec l'eau chaude et laisser mijoter 15–20 minutes. En fin de cuisson, incorporer délicatement les petits pois cuits. Dresser le riz sur un plat. Eparpiller des noisettes de beurre* ou de margarine végétale sur le riz et garnir de persil.

Riz aux épinards
80 g de riz
100 g d'épinards
½ cuillerée à soupe de beurre* ou de margarine végétale
un peu d'oignon haché
2 dl de bouillon de légumes ou d'eau
1 prise de sel marin
muscade et menthe
10 g de beurre* frais ou de margarine végétale ou de purée de noix

Faire revenir l'oignon dans le beurre* ou la margarine végétale. Verser le riz et ajouter les épinards grossièrement hachés, étuver. Mouiller avec le bouillon de légumes chaud ou avec l'eau. Saler, ajouter les herbes aromatiques et les épices. Laisser mijoter 15–20 minutes. En fin de cuisson, incorporer le beurre* ou la margarine végétale ou la purée de noix.

Gratin de riz aux tomates
80 g de riz
2 petites tomates
½ cuillerée à soupe de beurre* ou de margarine végétale
un peu d'oignon haché
2 cuillerées à soupe de légumes (poireau, céleri*, carotte)
1 ½ dl de bouillon de légumes
1 prise de sel marin
persil, livèche
10 g de beurre* ou de margarine végétale ou de purée de noix

Faire revenir l'oignon et les légumes hachés finement dans la margarine végétale. Ajouter le riz et le laisser prendre jusqu'à ce que les grains soient imbibés de matière grasse. Mouiller avec le bouillon de légumes chaud, assaisonner et cuire 15–20 minutes. Disposer le riz cuit et les tomates par couches dans un plat à gratin beurré. Eparpiller les noisettes de beurre* et enfourner 10 minutes.

Bouillie de semoule*
50 g de semoule
3 dl de lait*
2 dl d'eau
1 prise de sel marin
1 cuillerée à soupe de sucre de fruits et de cannelle
10 g de beurre* ou de margarine végétale ou de purée de noix

Verser la semoule en fine pluie dans l'eau bouillante, saler et cuire pendant 15–20 minutes. Napper la bouillie de semoule dressée sur une assiette de beurre* ou de margarine végétale ou de purée de noix, et saupoudrer le tout de sucre de fruits mélangé à la cannelle.

Gnocchis à la semoule*
50 g de semoule
env. 3 dl de lait*
muscade
1 prise de sel marin
1 œuf*
½ dl de lait*
2 cuillerées à soupe de crème*
1 cuillerée à soupe de ciboulette hachée finement
1 cuillerée à soupe de fromage* râpé
10 g de beurre*

Verser la semoule en fine pluie dans le liquide bouillant, assaisonner et cuire pendant 15–20 minutes. Etaler la bouillie sur une planche jusqu'à ce qu'elle atteigne à peu près 1½ cm d'épaisseur. Laisser refroidir. Découper des petites galettes. Mettre d'abord les restes de pâte dans une forme à gratin beurrée, puis disposer les galettes découpées par-dessus. Délayer l'œuf*, le lait*, la crème* et la ciboulette et verser le tout sur les gnocchis. Parsemer de fromage* râpé et éparpiller les noisettes de beurre* par-dessus. Cuire lentement au four jusqu'à ce que la masse soit prise.

Polenta
50 g de farine de maïs
½ cuillerée à soupe d'huile
3 dl d'eau
muscade
1 prise de sel marin
½ cuillerée à soupe de beurre* frais ou de margarine végétale ou de purée de noix
1 cuillerée à soupe de fromage* râpé

Badigeonner une casserole avec l'huile. Porter l'eau à ébullition et verser le maïs en pluie. Cuire pendant 5 minutes à petit feu en remuant sans cesse. Assaisonner et laisser cuire 45–60 minutes à feu doux. En fin de cuisson, ajouter le beurre* ou la margarine végétale ou la purée de noix, ainsi que le fromage* râpé. Selon les goûts, décorer de rondelles d'oignon rissolées et de noisettes de beurre* frais ou de margarine végétale.

Millet en risotto
50 g de millet
½ cuillerée à soupe de graisse végétale diététique
1 cuillerée à soupe d'oignon haché
1 ½ dl de bouillon de légumes
1 cuillerée à soupe de fromage* râpé
10 g de beurre* ou de margarine végétale ou de purée de noix
½ oignon coupé en rondelles
1 prise de sel marin

Faire revenir l'oignon dans la graisse végétale, ajouter le millet et étuver jusqu'à ce qu'il soit transparent. Mouiller avec le bouillon de légumes chaud. Saler et cuire 20 minutes. Avant de servir, parsemer de fromage* râpé et éparpiller les rondelles d'oignon rissolées dans le beurre* ou la margarine végétale ou la purée de noix sur le mets.

Millet en risotto aux légumes
40 g de millet
½ cuillerée à soupe de graisse végétale diététique
1 cuillerée à soupe d'oignon haché
2 cuillerées à soupe de légumes coupés en dés
(poireau, céleri*, carottes ou carottes et petits pois)
1½ dl de bouillon de légumes
1 prise de sel marin
extrait de levure
romarin
1 cuillerée à soupe de fromage* râpé
10 g de beurre* frais ou de margarine végétale ou de purée de noix

Faire revenir l'oignon, les légumes coupés en dés et le millet dans la graisse végétale. Mouiller avec le bouillon chaud, assaisonner et cuire pendant 20 minutes. Avant de servir, parsemer de fromage* râpé et éparpiller les noisettes de beurre* ou de purée de noix sur le mets.

Bouillie de gruaux
2 cuillerées à soupe de gruaux (blé*, avoine, seigle)
3 cuillerées à soupe d'eau
1 prise de sel marin

Faire tremper les gruaux pendant 12 heures. Cuire dans l'eau 10 minutes ou une demi-heure au bain-marie.

Nouilles*
(Fabrication maison pour 4 personnes)
200 g de farine (la moitié de farine complète)
2 œufs*
1–2 cuillerées à soupe d'eau
1 cuillerée à soupe d'huile
1 prise de sel marin
1 l d'eau
1 cuillerée à soupe de sel marin
20 g de beurre* ou de margarine végétale ou de purée de noix
½ gousse d'ail
basilic, persil

Tamiser la farine sur une planche. Creuser une fontaine et verser les autres ingrédients. Travailler le tout jusqu'à obtention

d'une pâte consistante et homogène. La pâte est prête à l'emploi lorsqu'elle ne présente plus de bulles en la coupant. Laisser reposer une demi-heure.
Diviser la pâte en quatre et abaisser chaque portion en une feuille aussi mince que possible. Laisser reposer un instant. Rouler la pâte et découper des fines bandes. Défaire soigneusement à la main les nouilles ainsi obtenues. Mettre à sécher sur un linge. Procéder de la même façon avec le reste de la pâte.
Plonger les nouilles dans l'eau bouillante salée et les cuire jusqu'à ce qu'elles soient al dente, environ 15–20 minutes. Dresser les pâtes sur une assiette chauffée. Faire revenir l'ail pressé et les herbes aromatiques dans la graisse végétale et agrémenter les nouilles.

Nouilles aux épinards*
(Fabrication maison pour 4 personnes)
200 g de farine (la moitié de farine complète)
100 g d'épinards crus hachés
2 œufs*
1 cuillerée à soupe d'eau
1 cuillerée à soupe d'huile

Confectionner et cuire les nouilles comme ci-dessus. Au moment de servir, décorer éventuellement avec des rondelles d'oignon rissolées dans du beurre* ou de la margarine végétale.

Spätzli*
70 g de farine (la moitié de farine complète)
1 œuf*
1 dl de lait* coupé avec de l'eau
1 dl d'eau
1 cuillerée à soupe de sel marin
1 cuillerée à soupe de fromage* râpé
10 g de beurre*
lamelles d'oignon
ciboulette, persil

Mélanger la farine, l'œuf* et le lait* coupé dans un récipient et battre la pâte avec un fouet jusqu'à ce que des bulles se forment. Laisser reposer au moins une heure. Faire glisser la pâte, par petites portions, à travers une passoire à gros trous, dans une casserole d'eau frémissante salée ou les façonner sur une planche à l'aide d'un couteau et les faire tomber dans l'eau bouillante salée. Les spaetzli sont prêts lorsqu'ils remontent à la surface. Les sortir avec une écumoire et les dresser sur un plat chaud. Saupoudrer de fromage* râpé et verser le beurre* fondu ou la margarine fondue par-dessus. Agrémenter selon goût avec des lamelles d'oignon rissolées au beurre* ou à la margarine végétale. Eparpiller le persil et la ciboulette.

Spätzli au soja
60 g de farine complète
20 g de farine de soja
1 dl d'eau
1 cuillerée à soupe de graisse végétale diététique
lamelles d'oignon
ciboulette et persil

Préparer les spätzli selon la recette décrite ci-dessus et les cuire dans le bouillon de légumes. Agrémenter les spätzli de lamelles d'oignon rissolées dans la graisse végétale, de ciboulette et de persil.

Spätzli* aux épinards ou aux tomates
70 g de farine (1/3 de farine complète)
1 œuf*
1 dl de lait* coupé avec de l'eau
1 poignée d'épinards crus hachés ou
1 cuillerée à café de purée de tomate
1 l d'eau
1 cuillerée à soupe de sel marin
1 cuillerée à soupe de graisse végétale diététique
rondelles d'oignon
ciboulette et persil

Préparer les spätzli selon la recette de base. Agrémenter les spätzli de rondelles d'oignon dorées dans la graisse végétale, de ciboulette et de persil.

Les sauces

Sauce béchamel*
½ cuillerée à soupe de beurre* ou de margarine végétale diététique
1 cuillerée à soupe de farine
½ dl de lait*
½ dl de bouillon de légumes ou d'eau

Faire fondre le beurre* ou la margarine végétale. Incorporer la farine à travers un tamis et faire revenir légèrement. Verser lentement le lait* et le bouillon de légumes sans cesser de battre vigoureusement avec le fouet et cuire à feu doux 20 minutes.

Sauce au beurre*
½ cuillerée à soupe de beurre* ou de margarine végétale diététique
1 cuillerée à soupe de farine
1 dl de bouillon de légumes ou d'eau
éventuellement un peu de sel marin
extrait de levure
éventuellement une cuillerée à soupe de crème*

Préparer comme une sauce béchamel*. En fin de cuisson, selon les goûts, ajouter la crème*.

Sauce aux herbes*
Préparer une béchamel* (voir recette ci-dessus), lier éventuellement avec un jaune d'œuf* et assaisonner avec beaucoup d'herbes aromatiques, telles que du persil, de la livèche, du cerfeuil, du basilic, de l'estragon, de l'origan, etc.

Sauce tomate, recette traditionnelle
½ cuillerée à soupe de graisse végétale diététique
1 cuillerée à soupe d'oignon
un peu d'ail
2 cuillerées à soupe de carottes, céleri* et de poireau
2 petites tomates
1 prise de sel marin
1 prise de sucre de fruits
un peu de farine complète
1 ½ de bouillon de légumes ou d'eau
feuille de laurier, romarin, thym
éventuellement purée de noix

Faire dorer l'oignon haché et les légumes grossièrement hachés dans la graisse végétale. Ajouter les tomates concassées et étuver jusqu'à ce que le jus ait réduit. Saupoudrer de farine et mouiller avec le bouillon de légumes ou l'eau. Assaisonner et cuire une demi-heure. Passer au moulin à légumes et ajouter la purée de noix fondue pour affiner la sauce.

Sauce tomate, recette plus simple
3 tomates
1 prise de sel marin et de sucre de fruits
ciboulette, basilic
1 cuillerée à soupe de crème* ou de purée de noix

Couper les tomates en morceaux, les étuver jusqu'à ce qu'elles soient tendres, assaisonner et passer au moulin à légumes. Affiner avec la crème* ou la purée de noix.

Sauce à l'oignon
½ cuillerée à soupe de graisse végétale diététique
1 petit oignon
1 cuillerée à soupe de farine complète
1 dl de bouillon de légumes
1 prise de sel marin
muscade, extrait de levure
un peu de beurre* ou de margarine végétale ou de purée de noix

Dorer l'oignon coupé en lamelles et la farine complète dans la graisse végétale. Mouiller avec le bouillon de légumes, assaisonner et cuire 20 minutes. Passer éventuellement la sauce en fin de cuisson. Pour affiner, ajouter le beurre* ou la margarine végétale ou la purée de noix.

Sauce au raifort*
Préparer une sauce béchamel* selon la recette de base. En fin de cuisson, ajouter 10 g de raifort râpé finement et laisser mijoter encore 5 minutes.

Sauce brune
½ cuillerée à soupe de graisse végétale diététique
1 cuillerée à soupe de farine complète
1 dl de bouillon de légumes
1 prise de sel marin
clous de girofle en poudre, muscade
jus de citron
éventuellement une cuillerée à soupe de crème*

Rôtir la farine complète jusqu'à obtention d'une couleur brun châtain. Laisser refroidir. Mouiller avec le bouillon de légumes en fouettant vigoureusement et cuire 20 minutes. Assaisonner. En fin de cuisson, affiner éventuellement avec la crème*.

Sauce aux champigons*
½ cuillerée à soupe de beurre* ou de margarine végétale diététique
1 cuillerée à soupe d'oignon haché
100 g de champignons frais
½ cuillerée à soupe de farine complète
½ dl de bouillon de légumes
1 prise de sel marin
un peu de jus de citron
muscade, extrait de levure
persil
1 cuillerée à soupe de crème*
1 jaune d'œuf*

Couper les champignons en lamelles fines et les faire revenir avec l'oignon haché dans le beurre* ou la margarine végétale. Etuver 15 minutes. Saupoudrer de farine complète et mouiller avec le bouillon de légumes. Assaisonner et cuire environ 10 minutes à feu doux. En fin de cuisson, incorporer la crème* et le jaune d'œuf* pour affiner la sauce.

Sauce aux poivrons
½ cuillerée à soupe d'huile
1 cuillerée à soupe d'oignon haché
1 cuillerée à soupe de poivrons
1 cuillerée à soupe de farine complète
1 dl de bouillon de légumes
1 prise de sel marin
feuille de laurier
éventuellement 1 cuillerée à soupe de crème*

Faire revenir légèrement l'oignon et les poivrons coupés en fines bandes dans l'huile. Saupoudrer de farine complète et mouiller avec le bouillon de légumes. Cuire 20 minutes. Assaisonner. En fin de cuisson, incorporer la crème* pour affiner la sauce.

Mayonnaise*, recette traditionnelle
pour 4 personnes
1 jaune d'œuf*
1 cuillerée à soupe de jus de citron
2 dl d'huile
extrait de levure
oignon et herbes aromatiques

Battre au fouet le jaune d'œuf* avec quelques gouttes de jus de citron. Ajouter l'huile en mince filet sans cesser de battre. Si la mayonnaise s'épaissit trop, ajouter un peu de jus de citron. Assaisonner à volonté.

Sauce rémoulade*
pour 4 personnes
Préparer une mayonnaise* selon la recette de base.
1 œuf* cuit dur haché
1 cuillerée à soupe de cornichons hachés
quelques câpres
1 cuillerée à café de persil haché
tomates coupées en dés pour garnir

Mélanger tous les ingrédients à la mayonnaise et garnir de dés de tomates.

Mayonnaise* «rallongée»
pour 4 personnes
1 jaune d'œuf*
1 cuillerée à soupe de jus de citron
1 -1 ½ dl d'huile
1 dl de bouillon de légumes ou d'eau
1 cuillerée à soupe rase de farine complète
extrait de levure, oignon, herbes aromatiques

Préparer une mayonnaise* selon la recette de base. Mélanger la farine avec le bouillon de légumes jusqu'à obtention d'une sauce lisse et porter à ébullition. Laisser refroidir. Incorporer cette sauce assez épaisse à la mayonnaise. Assaisonner à volonté.

Mayonnaise sans protéines animales
pour 4 personnes
2 cuillerées à soupe rases de farine de soja
6 cuillerées à soupe d'eau
2 dl d'huile
4 cuillerées à soupe de jus de citron
extrait de levure, oignon et herbes aromatiques

Mélanger la farine avec l'eau jusqu'à obtention d'une pâte lisse. Incorporer lentement, en alternant et en remuant sans cesse au fouet, l'huile et le jus de citron. Assaisonner à volonté.

Sauce rémoulade sans protéines animales
pour 4 personnes
Préparer une mayonnaise sans protéines animales et ajouter une cuillerée à soupe de cornichons hachés, quelques câpres et du persil haché et mélanger le tout. Garnir de dés de tomates.

Vinaigrette
pour 4 personnes
2 cuillerées à soupe d'huile d'olive
2 cuillerées à soupe d'huile d'arachide
2 ½ cuillerées à soupe de jus de citron
2 cuillerées à soupe d'eau ou de bouillon de légumes
½ oignon haché
1 œuf* cuit dur haché
1–2 cornichons hachés finement
persil ou ciboulette
1 cuillerée à soupe de tomates coupées en dés
sel marin

Mélanger l'huile, le jus de citron et le bouillon de légumes jusqu'à obtention d'une sauce onctueuse. Incorporer les autres ingrédients. Pour le régime strict, ne pas ajouter d'œuf.

Les canapés et les sandwichs

Les canapés et les sandwichs sont généralement très appréciés soit comme entrée, soit comme souper en période estivale. Ils conviennent particulièrement bien à la préparation de pique-niques pour les randonneurs et les voyageurs ou comme repas de midi au bureau.
Les différents ingrédients, ainsi que les mélanges à tartiner, se prêtent de mille et une façons à la préparation de canapés et de sandwichs succulents. Vous trouvez également sur le marché divers pains complets déjà coupés en tranches.

Préparation de base
Si vous suivez le régime strict, tartinez et garnissez les canapés et sandwichs exclusivement avec de la purée de noix et avec des crudités.

20 g de séré*
5 g de beurre* ou de margarine végétale
extrait de levure
éventuellement une cuillerée à soupe de crème*
ciboulette, herbes aromatiques ou cumin

Battre en neige le séré* et le beurre* ou la margarine végétale. Parfumer d'épices et d'herbes aromatiques. Ajouter éventuellement la crème* pour affiner le mélange à tartiner.

Parfumer le beurre* aux herbes ou à la margarine végétale avec de l'aneth ou de la bourrache.
Ajouter un peu de crème* ou de lait*.
Bien mélanger tous les ingrédients.

Guacamole (mousse aux avocats)
2 avocats bien mûrs
jus d'un demi-citron
½ petit oignon haché
2 gousses d'ail pressées
sel de mer et poivre blanc

Mélanger la chair des avocats avec le jus de citron et réduire le tout en purée dans le mixer. Incorporer l'oignon haché et les 2 gousses d'ail. Assaisonner avec le sel de mer et le poivre. Ajouter éventuellement une cuillerée à soupe de crème*.

Crème à l'avocat (sucrée)
1 avocat bien mûr
4 cuillerées à soupe de jus d'orange fraîchement pressé
1 cuillerée à soupe de miel
1 pointe de couteau de gingembre

Ecraser la chair de l'avocat en purée à l'aide d'une fourchette ou passer au mixer. Mélanger les autres ingrédients et servir aussitôt.

Pâte à tartiner avec des noix
250 g de tofu en purée
2 oignons de printemps finement hachés
50 g de noix (noisettes, noix, amandes, noix de cajou)
sel de mer et poivre blanc

Rôtir légèrement les noix au four ou dans une poêle sans graisse, laisser refroidir et les moudre. Mélanger avec la purée de tofu et les oignons finement hachés. Assaisonner avec le sel de mer et le poivre.

Pâte à tartiner au séré et aux fines herbes*

100 g de séré*
10 g de margarine végétale diététique
extrait de levure
cumin ou ciboulette,
fines herbes (aneth, bourrache, livèche, basilic, origan, menthe, etc.)

Battre le seré* et la margarine jusqu'à obtention d'une pâte onctueuse. Ajouter les condiments et parfumer la pâte à tartiner en variant les différentes fines herbes ou préparer un mélange de fines herbes.

Garnitures

Les ingrédients suivants peuvent être utilisés pour garnir les canapés et les sandwichs :
des carottes ou du céleri* crus, des tomates, des concombres frais, des radis, du cresson de fontaine, des rondelles d'oignon, des noix, du persil, de la ciboulette, etc.

Les entremets sucrés et les desserts

Toutes les recettes sont prévues pour 4 personnes

Les entremets sucrés et les desserts sont à consommer avec modération, surtout en cas d'arthrose. Pour sucrer vos desserts, utilisez du miel (en particulier le miel d'acacia), du sirop d'érable ou du jus d'agave, ainsi que du sucre brut (Succanat, Panela, entre autres). Ce sucre, au goût très prononcé, ne se prête cependant pas à toutes les préparations d'entremets et de desserts, par exemple une crème à la vanille. Dans ces cas, prenez du sucre de fruits.

Potage froid aux fruits*
50–60 g de sucre brut
4 dl d'eau ou
2 dl d'eau et 2 dl de jus de raisin
800 g d'abricots ou de pêches,
de pruneaux, de prunes ou de reines-claudes

Faire bouillir l'eau et le sucre. Ajouter les fruits dénoyautés et coupés en deux et cuire rapidement dans le sirop. Laisser refroidir et dresser sur une assiette.

Salade de fruits*
2 cuillerées à soupe de miel
1 dl d'eau
1–2 dl de jus de raisin ou de cidre doux
1–2 cuillerées à soupe de jus de citron
600 g d'abricots ou de pêches
de melon
de pommes
de poires (tendres)
de cerises rouges, dénoyautées
toutes les sortes de baies

Faire bouillir l'eau et le miel et laisser refroidir. Ajouter le jus de raisin et de citron. Couper les fruits disponibles selon la saison en fines tranches et les incorporer dans le sirop.

Melons fourrés*
2 petits melons
salade de fruits selon la recette figurant ci-dessus

Partager les melons en deux et les vider, puis les remplir de salade de fruits.

Gelée de fruits*
3 dl d'eau ou de jus de raisin
1–2 cuillerées à soupe de miel
10 g d'agar-agar en poudre
7 dl de jus de fruits d'oranges, de baies
L'agar-agar est une gélose végétale qui est utilisée à la place de la gélatine d'origine animale pour la préparation d'aspics aux légumes ou aux fruits, ainsi que pour la préparation de sauces et de puddings.

Délayer soigneusement l'eau, le miel et l'agar-agar. Chauffer lentement à petit feu et remuer sans cesse jusqu'à ce que l'agar-agar soit entièrement dissous. Ajouter le jus de fruits et servir sans attendre dans des coupes à dessert. Garnir à volonté de crème* fouettée.

Purée de pommes*
800 g de pommes
2 dl d'eau ou de cidre doux
1–2 cuillerées à soupe de miel
cannelle ou zeste de citron
2 dl de crème*

Evider les pommes. Les couper en morceaux, les cuire dans l'eau ou le cidre doux et le miel jusqu'à ce qu'elles soient tendres. Réduire le tout en purée avec la moulinette. Ajouter la cannelle ou le zeste de citron non traité et garnir la purée de pommes de crème* fouettée.

Compote de pommes ou de poires*
800 g de pommes ou de poires
2–3 dl d'eau ou de cidre doux
1 cuillerée à soupe de miel
zeste de citron râpé (non traité)
ou un peu de cannelle

Peler les pommes ou les poires, les évider et les couper en quartiers. Porter le liquide à ébullition, ajouter le miel et le zeste de citron râpé ou la cannelle. Incorporer les pommes ou les poires et les cuire jusqu'à ce qu'elles soient tendres.

Moitiés de pommes fourrées*
800 g de pommes
½ l d'eau ou de cidre doux
1 cuillerée à soupe de miel
¼ de bâton de cannelle
gelée de coings, de framboises ou de groseilles ou
des raisins secs et des grains de raisin mélangés à un peu de miel

Faire bouillir l'eau, le miel et le bâton de cannelle. Peler les pommes, les évider et les partager en deux. Les plonger par portion dans le sirop chaud et les cuire lentement à feu doux jusqu'à ce qu'elles soient tendres. Les sortir délicatement avec l'écumoire et les dresser sur un plat avec la surface coupée vers le haut. Garnir les moitiés de pommes avec la gelée de fruits ou les raisins secs et les grains de raisin mélangés à un peu de miel.

Purée de myrtilles*
1 kg de myrtilles
120 g de sucre brut
2 dl d'eau
1 cuillerée à soupe de farine complète
2 cuillerées à soupe d'eau
30 g de beurre* ou de margarine végétale diététique
20 g de petits croûtons de pain rôtis

Cuire les myrtilles dans l'eau et le sucre pendant 5–10 minutes. Délayer la farine dans l'eau et ajouter à la préparation. Porter à ébullition et dresser sur un plat. Faire rôtir les croûtons de pain dans le beurre* ou la margarine végétale et éparpiller sur la purée.

Compote à la rhubarbe*
1 kg de rhubarbe
120–160 g de sucre brut
1 dl d'eau
éventuellement ½ cuillerée à soupe de maïzena ou de farine de maranta

Peler la rhubarbe et la couper en tronçons. Cuire la rhubarbe dans l'eau et le sucre jusqu'à ce qu'elle soit tendre. Sortir les tronçons à l'aide d'une écumoire et les dresser sur une assiette. Faire bouillir le jus jusqu'à ce qu'il épaississe, éventuellement ajouter un peu de maïzena. Verser le sirop sur les fruits.

Coupe de fraises*
500 g de fraises
60–80 g de sucre de fruits
2 dl de crème*

Passer les fruits au mixer ou à travers un tamis de crin. Ajouter le sucre à la crème* fouettée et mélanger délicatement. Garnir de fraises entières. Ce dessert peut se préparer avec toute sorte d'autres fruits.

Pommes fourrées au four*
4 grosses ou 8 petites pommes
4 cuillerées à soupe de noisettes moulues
2 cuillerées à soupe de raisins de Corinthe

4 cuillerées à soupe de crème*
1–2 cuillerées à soupe de miel
un peu de zeste de citron râpé (citron non traité)
10 g de beurre* ou de margarine végétale ou de purée de noix
1 cuillerée à soupe de sucre brut
1–2 dl de cidre doux

Mélanger les noisettes moulues, les raisins de Corinthe, la crème*, le miel et le zeste de citron râpé. Evider les pommes et inciser la peau. Fourrer les pommes avec la farce et les disposer dans un plat à gratin. Eparpiller des flocons de beurre* ou de margarine sur les pommes et les saupoudrer de sucre. Remplir le plat de 1 cm de cidre doux. Faire cuire au four pendant 20–30 minutes.

Poires caramélisées*
1 kg de poires
120 g de sucre brut
½ – ¾ l d'eau
10 g de maïzena ou de farine de maranta
½ dl de lait*
1–2 dl de crème*

Peler les poires, les partager en deux et les évider. Rôtir le sucre jusqu'à obtention d'une couleur brun châtain et mouiller avec l'eau bouillante. Ajouter les poires et les cuire jusqu'à ce qu'elles soient tendres. Sortir délicatement celles-ci et les dresser dans une coupe en verre. Délayer la maïzena dans le lait*, l'incorporer dans la sauce restante et porter à ébullition. Verser le tout sur la crème* et bien mélanger. Napper immédiatement les poires de sirop.

Crème à la vanille*
¾ l de lait*
1 gousse de vanille
1 cuillerée à soupe de maïzena ou de farine de maranta
3 cuillerées à soupe de lait*
3 œufs*
40–80 g de sucre de fruits

Faire chauffer le lait* et la gousse de vanille. Délayer la maïzena dans un peu de lait* froid, l'incorporer dans le lait* bouillant et porter à ébullition. Battre les œufs* et le sucre au fouet jusqu'à obtention d'un mélange crémeux, ajouter un peu de lait*, puis, sans cesser de remuer, remettre le tout dans la casserole. Chauffer et retirer juste avant le point d'ébullition.

Crème aux fraises ou aux framboises*
300 g de baies
¼ l de lait*
½ gousse de vanille
1 cuillerée à café de maïzena ou de farine de maranta
1 cuillerée à soupe de lait*
1 œuf*
2–3 cuillerées à soupe de sucre de fruits
1–2 dl de crème*

Préparer une crème à la vanille* selon la recette précédente. Passer les baies au mixer ou au presse-fruits et les incorporer dans la crème à la vanille. Battre la crème* et la mélanger délicatement à la préparation ou l'utiliser comme garniture.

Crème aux pommes*
¼ l de lait*
½ gousse de vanille
1 cuillerée à café de maïzena ou de farine de maranta
1 cuillerée à soupe de lait*
1 œuf*
1 cuillerée à soupe de sucre de fruits
400 g de pommes
½ dl d'eau ou de cidre doux
2 cuillerées à soupe de sucre brut
zeste de citron râpé
1–2 dl de crème*

Préparer une purée de pommes épaisse (voir recette page 117) et mélanger avec la crème à la vanille* (voir recette de base). Fouetter la crème* et l'incorporer délicatement ou l'utiliser comme garniture.

Crème à la rhubarbe*

400 g de rhubarbe
60–80 g de sucre brut
¼ l de lait*
½ gousse de vanille
1 cuillerée à café de maïzena ou de farine de maranta
1 cuillerée à soupe de lait*
1 œuf*
1 cuillerée à soupe de sucre de fruits
1–2 dl de crème*

Peler éventuellement la rhubarbe et la couper en tronçons. Cuire dans une casserole avec le sucre jusqu'à ce que la rhubarbe soit tendre. Passer au mixer ou à la moulinette. Mélanger la rhubarbe avec la crème à la vanille* refroidie (recette de base). Incorporer délicatement la crème* fouettée ou l'utiliser comme garniture.

Crème aux abricots*

Préparer comme la crème à la rhubarbe*. Parfumer avec une cuillerée à café de jus de citron.

Crème au citron*

¾ l de lait*
1–2 citrons, non traités
1 cuillerée à soupe de maïzena ou de farine de maranta
3 cuillerées à soupe de lait*
2 cuillerées à soupe de miel
1–2 dl de crème*

Peler finement les citrons et cuire les zestes avec le lait*. Incorporer la maïzena ou la farine de maranta délayée dans un peu de lait* froid ainsi que le miel et porter à ébullition. Filtrer la crème refroidie, ajouter quelques cuillerées de jus de citron et ajouter la crème* fouettée.

Crème à l'orange*

Préparation identique à celle de la crème au citron* (recette ci-dessus).

Aspics à l'orange*

5 dl de jus d'orange
5 g d'agar-agar en poudre
(gélose végétale à la place de gélatine d'origine animale)
1 cuillerée à soupe de sucre de fruits

Dans une casserole, bien mélanger 3 dl de jus d'orange, l'agar-agar et le sucre, puis chauffer à feu doux sans cesser de remuer jusqu'à ce que l'agar-agar soit complètement dissous (l'appareil ne doit pas bouillir). Ajouter le reste de jus d'orange et verser le tout dans des moules rincés au préalable à l'eau froide. Mettre à rafraîchir.

Sauce à la vanille*

2 dl de lait*
½ gousse de vanille
1 cuillerée à soupe de sucre de fruits
¼ de cuillerée à café de maïzena ou de farine de maranta
1 œuf*
éventuellement 1 dl de crème*

Préparation identique à celle de la crème à la vanille (voir recette page 119).

Sauce au lait d'amandes*

4 dl de lait*
50 g d'amandes ou purée d'amandes
2 cuillerées à soupe de miel
1 cuillerée à soupe de maïzena ou de farine de maranta
2 cuillerées à soupe d'eau

Faire bouillir le lait* avec les amandes mondées et moulues (ou la purée d'amandes) ainsi que le miel. Délayer la maïzena ou la farine de maranta dans l'eau froide et l'incorporer dans le lait* bouillant. Passer la sauce au mixer.

Sauce aux cynorhodons*
70 g de purée de cynorhodon ou de concentré de cynorhodon
2 dl d'eau ou de jus de raisin
1–2 cuillerées à soupe de miel
éventuellement quelques gouttes de jus de citron

Porter à ébullition tous les ingrédients. En fin de cuisson, ajouter le jus de citron.

Sauce au vin rouge*
2 dl d'eau
zestes de citron ou d'orange (fruits non traités)
1 bâton de cannelle
1 clou de girofle
1–2 cuillerées à soupe de miel
2 dl de jus de raisin rouge
20 g d'amandes

Cuire ensemble quelques minutes l'eau, les zestes, les épices et le miel. Filtrer et remettre dans la casserole. Incorporer le jus de raisin et chauffer sans faire bouillir. Ajouter les amandes mondées et effilées, puis servir.

Pouding à la semoule*
150 g de semoule
1½ l de lait*
1 prise de sel marin
2 cuillerées à soupe de miel
zeste de citron râpé (non traité)
1 œuf*
40 d'amandes
30 g de raisins secs
sirop de framboises

Porter le lait* à ébullition, verser la semoule en fine pluie, le sel marin et le zeste de citron râpé et cuire jusqu'à obtention d'une bouillie. En fin de cuisson, ajouter le miel. Incorporer l'œuf* battu, les amandes mondées et moulues et les raisins secs dans la bouillie, puis verser le tout dans un moule rincé à l'eau froide. Au moment de servir, arroser de sirop de framboises.

Pouding à la semoule parfumé aux petits fruits rouges*
7 dl de jus de groseilles, de framboises ou de fraises
3 dl de jus de raisin rouge ou d'eau
70 g de semoule
1 cuillerée à soupe de maïzena

Faire cuire le jus de fruits et de raisin. Verser la semoule en fine pluie et la maïzena délayée, puis laisser frémir 10 minutes. Remplir un moule rincé à l'eau froide et mettre au réfrigérateur. Servir avec une sauce à la vanille* (recette page 120) ou une sauce au lait d'amandes* (recette page 120).

Gelée aux petits fruits rouges à la mode danoise*
1 kg de petits fruits (framboises, groseilles, fraises
ou des cerises dénoyautées ou un mélange de fruits)
1 l de jus de fruits (par exemple: du sureau)
2 petits paquets d'agar-agar
miel selon goût
½ cuillerée à café de vanille naturelle en poudre
un peu de crème*

Laver et couper éventuellement les fruits et les disposer dans un plat. Porter le jus de fruit et l'agar-agar à ébullition selon mode d'emploi. Mélanger les fruits avec le miel et la vanille. Verser le liquide sur les fruits. Laisser saisir la gelée. Servir avec la crème* fraîche liquide.

Soufflé au séré*
40 g de beurre* ou de margarine végétale diététique
4 cuillerées à soupe de farine complète

3 dl de lait*
500 g de séré*
2 œufs*
50 g de sucre de fruits
40 g de raisins secs
zeste de citron râpé
4 cuillerées à soupe de crème*

Dorer la farine complète dans le beurre* ou la margarine végétale. Mouiller avec le lait* chaud et laisser frémir quelques minutes. Ajouter le reste des ingrédients et bien mélanger. Mettre la préparation obtenue dans une forme à gratin et cuire au four pendant 30–40 minutes à chaleur moyenne.

Beignets aux pommes*
4 cuillerées à soupe de farine complète
5 cuillerées à soupe d'eau
2 cuillerées à soupe de cidre doux
1 blanc d'œuf*
6 pommes (Boscop)
graisse végétale diététique
sucre de fruits et cannelle

Délayer la farine complète, l'eau et le cidre doux jusqu'à obtention d'une pâte lisse et incorporer délicatement le blanc d'œuf* battu en neige ferme dans la préparation. Peler les pommes, les évider et les couper en tranches de 1 cm d'épaisseur. Tremper les tranches de pommes dans la pâte et les faire dorer dans la graisse végétale chaude. Saupoudrer les beignets de sucre de fruits mélangé à la cannelle.

Littérature

Bergsmann O.: in Pischinger A.: *Das System der Grundregulation* (180–217). Haug-Verlag, Heidelberg, 1990.

Beri D. et al.: Effect of dietary restrictions on disease activity in rheumatoid arthritis, *Ann-Rheumat-Dis 1988 Jan. Vol 47 (1),* p 69. ISSN 0003–4967.

Bircher-Benner M.O. *Ordnungsgesetze des Lebens als Wegweiser zur Gesundheit.* Wendepunktverlag, Zürich, Leipzig, Wien, 1938. Neuausgabe: Bircher-Benner-Verlag, Bad Homburg, 1984.

Bircher-Benner M.O. *Vom Sinn der therapeutischen Organisation.* Kleine Hippokratesbücherei Bd 4. Hippokratesverlag, Stuttgart und Leipzig, 1935.

Bircher-Benner M.O., Bircher F., Bircher W., Fuhrmann A. und Schmid E.: *Kranke Menschen in diätetischer Heilbehandlung IV, Teil: Gelenk und Nervenentzündung, Gicht, Rheumatismus, Leber, Gallenerkrankung, grüner Star.* Wendepunktverlag, Zürich, Leipzig, Wien. 1938, 1942.

Bircher-Benner M.O.: Der Kranke und seine Umgebung, *Ztschr. der Wendepunkt, 19. Jg.,* 1941, 135.

Bircher-Benner M.O.: Der zweite Hauptsatz der Energetik und die Ernährung. *Ztschr. der Wendepunkt,* 1936,

Bircher-Benner M.O.: *Die Rheumakrankheiten,* Wendepunktbuch Nr. 35. Wendepunktverlag, Zürich, Leipzig, Wien. 1937, 1939.

Bircher-Benner M.O.: *Grundzüge der Ernährungstherapie auf Grund der Energie-Spannung der Nahrung.* Verlag Otto Salle, Berlin, 1905, 1906.

Bircher-Benner M.O.: Nährschäden und die Ernährungskrankheiten. *Schw. Ztschr. f. Hygiene u. Arch. f. Wohlfahrtspflege 10. Jg Hft 11* (1930).

Bircher-Benner M.O.: Oralsepsis. *Ztschr. der Wendepunkt,* 1935, 335.

Bircher-Benner M.O.: *Vegetabile Heilkost. Wissenschaftliche Grundlagen für die Bewertung und die qualitative Zusammensetzung der vegetabilen Heilkost.* Klin. Fortbildung. Neue deutsche Klinik, Erg-Band. Verlag Urban & Schwarzenberg, Berlin und Wien, 1933.

Bircher-Benner M.O.: *Vom Werden des neuen Arztes.* Verlag Wilhelm Heine, Dresden, 1938. Neuausgabe: *Mein Testament.* Bircher-Benner Verlag, Bad Homburg, 1984.

Bircher-Benner M.O.: *Vom Wesen und der Organisation der Nahrungsenergie und über die Anwendung des zweiten Hauptsatzes der Energielehre auf den Nährwert und die Nahrungswirkung.* Kleine Hippokratesbücherei Band 8. Hippokratesverlag, Stuttgart und Leipzig, 1936.

Bircher-Benner M.O.: Nachklänge zur Chiropraktikfrage. *Ztschr. der Wendepunkt,* 1937, 34–39.

Cieland L.G. et al.: Clinical and biochemical effects of dietary fish oil supplementation in rheumatoid arthritis. *J-Rheumatology, Oct. Vol. 15, 10, 1471,* 1988. ISSN: 0315–162X.

De Vita S., Bombardieri S.: The diet therapy of rheumatic diseases. *Recenti progressi in Medicina, Dec. Vol. 83 (12),* 707–18, 1992. ISSN: 0034–1193.

Di Giacomo R.A. et al.: Fish-oil dietary supplementation in patients with Raynauds phenomenon: a double-blind, controlled, prospective study. *Ann-Rheumat-Disease 1989. Feb, Vol. 86 (2),* 158–164. ISSN 0003 4967.

Dosch P.: *Lehrbuch der Neuraltherapie nach Huneke,* 11. Aufl. Haug-Verlag, Heidelberg, 1983.

Dosch P.: *Lehrbuch der Neuraltherapie nach Huneke,* 12. Aufl. Dort weitere Literatur. Haug-Verlag, Heidelberg, 1986.

Gleditsch, J.M.: *Reflexzonen und Somatotopien.* WBW Biologisch-medizinische Verlagsgesellschaft MBH, Schorndorf, 1983.

Gurwitsch A.G.: *Das Problem der Zellteilung.* J. Springer-Verlag, Berlin, 1926. *Die mitogenetische Zellstrahlung.* J. Springer-Verlag, Berlin, 1932. Ferner: *Arch. f. mikr. Anat. und Entwicklungsmech.,* Bde 51, 52, 100, 101, 104.

Gurwitsch A.G.: Mitogenetische Strahlung. In Popp, F.A.: *Biologie des Lichtes, Grundlagen der ultraschwachen Zellstrahlung* (34). Parey-Verlag, Berlin und Heidelberg, 1984.

Hafstrom I. et al.: Effects of fasting on disease activity. Neutrophil function, fatty acid composition, and leukotriene biosynthesis in patients with rheumatoid arthritis. *Arthritis-Rheum., May, Vol. 31 (5),* 585, 1988. ISSN 0004–3591.

Hare D.C.: A therapeutic trial of a raw vegetable diet in chronic rheumatic conditions. Proceed, of the Royal Soc. of Med. Longmans, Green, London, 30. Band. *Sct of therapeutics and pharmacology, 1–10,* 1936.

Haugen M.A. et al: The influence of fast and vegetarian diet on parameters of nutritional status in patients with rheumatoid arthritis. *Clin. Rheumatology 1993 mar. Vol. 12 (1),* 62. ISSN 0770–3198.

Haugen M. et al: Diet and disease symptoms in rheumatic disease. Results of a questionnaire based survey with 742 patients. *Clinical Rheumatology 1991 Dec. Vol. 10 (4),* 401. ISSN 0770–3198.

Heine H. (1988) in Pischinger A.: *Das System der Grundregulation* (48). Haug-Verlag, Heidelberg, 1990.

Heine H. und Schaeg. G.: Informationssteuerung in der vegetativen Peripherie. *Z. f. Hautkr. 54* (1979), 590.

Heine H.: Der Extrazellulärraum – eine vernachlässigte Dimension der Tumorforschung. *Krebsgeschehen* 17 (1985), 124.

Heine H.: Die Grundregulation aus neuer Sicht. *AeZtg f. Naturheilverfahren 28* (1987), 909.

Heine H.: Weitreichende Wechselwirkung als Grundlage der Homoeostase – funktionelle Aspekte der Neuraltherapie. *AeZtg f. Naturheilverfahren 28* (1987), 915.

Hildebrandt G. et al.: *Chronobiologie der Naturheilkunde.* Haug-Verlag, Heidelberg, 1992.

Hoff. F.: Behandlung des Gelenkrheumatismus. *Dtsch. med. Wochenschr.68.Jg. N3. 39,* 958, 1942.

Hopfer F.: Neuraltherapie der Herderkrankungen. *Ztschr. f. «Therapie».* 1965.

Hopfer F.: persönliche Mitteilung, 1992.

Huneke F.: *Das Sekundenphänomen,* 3.Auflage. Haug-Verlag, Heidelberg, 1970.

Huneke F.: *Das Sekundenphänomen,* 5.Aufl. 1983. Haug-Verlag, Heidelberg.

Kasnachajew in Jezowska-Trzebiatowska et al.: *Photon emission from biological systems, proceedings of the first international symposium Wroclaw, Poland Jan. 1986.* PEBS, World Scientific Singapore, New Jersey Hong Kong, 1987. ISBN 9971–50–151–1 U.S.A.: World Scientific Publ. Teaneck.

Kieldsen-Kragh J. et al.: Diet therapy in rheumatoid arthritis. *Lancet 1992, jan 4 339 (8784),* 68. ISSN 0023–7507.

Kieldsen-Kragh J. et al.: Controlled trial of fasting and one-year vegetarian diet in rheumatoid arthritis. *Lancet 1991, Oct. 12, Vol. 338 (8772),* 899 ISSN 0023–7507.

Kollenbach D.: *Maximilian Oskar Bircher-Benner, Krankheitslehre und Diätetik.* Dissertation, 1974, Institut für Geschichte der Medizin der Universität Köln.

König G. und Wancura I. *Neue chinesische Akupunktur.* Verlag Wilhelm Maudrich, Wien, München, Bern, 1989.

Kremer J.M. et al.: Dietary fish oil and olive oil supplementation in patients with rheumatoid arthritis. Clinical and immunolical effects. *Arthritis-Rheum 1990 Jun. Vol. 33 (6),* 810. ISSN 0004–3591.

Kremer J.M. et al.: Studies to dietary supplementation with omega 3 fatty acids in patients with rheumatoid arthritis. *World-Review-Nutr-Diet 1991 Vol. 66,* 367. ISSN 0084–2230 27.

Kunz A.: *Stoffwechseluntersuchungen bei Bircher-Kost. Ergebnisse der physikalisch-diätetischen Therapie,* Bd 3, 315. Arbeitsgemeinschaft medizinischer Verlage GMBH, Verlag Th. Steinkopf, Dresden und Leipzig, 1948.

Liechti-von Brasch D. et al.: Die klinische Bedeutung der Frischkost. *Ztschrft Hippokrates Heft 22,* 1956.

Liechti-von Brasch D. et al.: 70 Jahre Erfahrungsgut der Bircher-Benner Ordungstherapie. *Erfahrungsheilkunde Haug. Vol. 19 1970 Heft 6/7/8,* S. 181.

Liechti-von Brasch D.: Rohkostwirkungen. *Diaita, Ztschr. f. Erfahrungsheilkunde 12/79 D I.*

Michailova L.P. et al.: Die Übertragung der Hepatitis B durch Photonen. In Popp, F.A.: *Biologie des Lichts* (39), Parey-Verlag, Berlin und Heidelberg. 1984.

Nielssen G.L. et al.: The effect of diatary supplementation with omega – 3 unsatturated fatty acids in patients with rheumatoid arthritis: a randomized, double blind trial. *Eur. Journ. Clin. Invest 1992, oct. vol. 22 (10),* 687. ISSN 0014–2972.

Northmann M.: Die Bedeutung der Rohkost für die Ernährung des gesunden und kranken Menschen. *Deutsche med. Wochenschrift 57. Jg. Nr. 38,* 1626.

Palmblad J. et al.: Antirheumatic effects of fasting. *Rheum-Dis-Clin-North-Am 1991 May, Vol. 17 (2),* 351.
ISSN 0889–857X 41 Refs.

Perger F. et al.: Zur Frage der subsymptomatischen Schwermetallbelastung beim Menschen (Pb, Zn, Hg). *Erfahrungsheilkunde* 35, 316, 1986.

Perger F.: Chronische Entzündung und Carcinom aus der Sicht des Grundsystems. *Wien med. Wochenschr. 128, 31,* 1978.

Perger F.: Die Bedeutung der Grundregulation. Die therapeutischen Konsequenzen der Grundregulation. *Erfahrungsheilkunde XXI H, 9/11,* 261–350, 1972.

Perger F.: Fragen der Herderkrankung. *D. Zahnärztekal.* 1988, 23–38. Verlag C. Hauser, München, 1988.

Perger F.: In Pischinger A.: *Das System der Grundregulation* (226). Haug-Verlag, Heidelberg, 1990.

Perger F.: Sinn und Unsinn der Herdsanierung bei Erkrankungen des rheumatischen Formenkreises. *Rheuma 4, 1,* 1981.

Pischinger A.: *Das System der Grundregulation. Grundlagen für eine ganzheitsbiologische Theorie der Medizin* (1990), Haug-Verlag, Heidelberg.

Popp F. A.: *Biologie des Lichts. Grundlagen der ultraschwachen Zellstrahlung.* Paul Parey-Verlag, Berlin und Hamburg, 1984.

Ritter M.M. et al.: Effects of a vegetarian lifestile on health. *Fortschritt-Med. 1995 Jun 10 Vol. 113 (16),* 239.
ISSN 0015–8178.

Robinson D.R. et al.: Rheumatoid arthritis and inflammatory mediators. World-Review-Nutr- Diet 1991 Vol. 66, 44. ISSN 0084–2230 4 Refs.

Seignalet J. et al.: Preliminary results of a wheat-free and milk-free diet in rheumatoid arthritis. *Presse-Med 1989 Nov. 25 Vol 18 (39),* 1931. ISSN 0755–4982.

Seignalet J.: Diet, fasting and rheumatoid arthritis. *Lancet 1992 jan 4 vol. 339 (8784),* 68.
ISSN 0023–7507.

Skoldstam L. et al.: Fasting, intestinal permeability, and rheumatoid arthritis. *Rheumat-Dis-Clin-North-Am 1991 May, Vol. 17 (2),* 363. ISSN 0889–857X 51 Refs.

Skoldstam L.: Fasting and vegan diet in rheumatoid arthritis. *Scand-J-Rheumatol 1986 Vol 15 (2),* 219. ISSN 0300–9742.

Sperling R.I.: Diet therapy in rheumatoid arthritis. *Curr-Opin-Rheumatol 1989 Jun Vol. 1 (1),* 33. ISSN 1040–8711 9 Refs.

Tulleken J.E. et al.: Vitamin E status during dietary fish-oil supplementation in rheumatoid arthritis. *Arthritis Rheum 1990 Sep. Vol. 33 (9),* 1416.
ISSN 0004–3591.

Van de Laar M.A. et al.: Food intolerance in rheumatoid arthritis I. A double blind controlled trial of the clinical effects of elimination of milk allergens and azo dyes. *Ann-Rheumat-Disease 1992, Mar. Vol. 51 (3),* 293–302. ISSN 0003–4967.

Von Noorden C.: *Alte und neuzeitliche Ernährungsfragen unter Mitberücksichtigung wirtschaftlicher Gesichtspunkte.* Springer-Verlag, Wien, Berlin, 1931.

Von Noorden C.: Über Obstkuren und über Rohkost. *Ztschr. Therapie der Gegenwart, 69. Jg. S. 289–298.*

Walton A.J. et al.: Dietary fish-oil and the observation of symptoms in patients with systemic Lupus erythematosus. *Ann-Rheumat-Disease 1991, Jul Vol. 50 (7),* 463–466. ISSN 003–4967.

Wilhelmi G.: Potential effects of nutrition including additives on healthy and arthrotic joints. *Zeitschr. f. Rheumatologie, 1993, Mai/Juni, Vol. 52,* 174. ISSN 0340–1855 65.

Wölfel A.: Diätetik in der Rheumatologie erfordert Mitarbeit des Kranken.
Natura-Med. 11/89 Neckarsulm, 1989.

Yamamoto T.: *Neue Schädelakupunktur,* YNSA, Chun-Jo-Verlag, Freiburg i. Br. 1993.

Zimmermann W.: Diätetische Aspekte für die Praxis. *Ztschr. f. Allgemeinmed. 47.Jg. Nr. 12,* 643. 1971.

Index